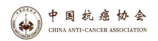

腔镜技术

中国肿瘤整合诊治技术指南（CACA）

CACA TECHNICAL GUIDELINES FOR HOLISTIC INTEGRATIVE MANAGEMENT OF CANCER

2023

丛书主编：樊代明

主　　编：王　俊　王锡山　程向东

　　　　　张师前　邢念增

天津出版传媒集团

天津科学技术出版社

编委会

丛书主编
樊代明

本册主编
王　俊　王锡山　程向东　张师前　邢念增

胸腔镜

顾　问
王　俊　许　林　刘俊峰

主　编
杨　帆

副主编
李　运

编　委（以姓氏拼音为序）
陈修远　陈应泰　管　添　郭俊唐　李　浩　李　辉
刘敢伟　刘继先　潘小杰　邱宁雷　王洪琰　王少东
王　迅　翁文翰　冼　磊　杨德松　钟文昭　周足力

编写秘书
陈修远

编 委（以姓氏拼音为序）

蔡三军　陈　功　陈洪生　陈文斌　陈瑛罡　程　勇
池　畔　崔滨滨　崔书中　戴广海　戴　勇　刁德昌
丁克峰　丁培荣　房学东　冯　波　傅传刚　顾　晋
官国先　郭银枞　韩方海　何国栋　何显力　胡　刚
黄　鉴　黄忠诚　江　波　姜　争　揭志刚　靖昌庆
鞠海星　康　亮　孔大陆　孔祥兴　李德川　李　军
李　明　李太原　李文亮　李心翔　李云峰　李练磊
梁建伟　廖国庆　林国乐　林建江　刘凡隆　刘革萍
刘海义　刘洪俊　刘　建　刘金波　刘　明　刘　萍
刘　骞　刘　正　鲁守堂　路夷平　骆衍新　马　丹
孟文建　缪　巍　潘贻飞　潘志忠　彭亦凡　千年松
邱　健　任　黎　任明扬　佘军军　申占龙　宋　纯
孙立峰　孙凌宇　孙　轶　孙跃明　汤坚强　汤庆超
唐　波　陶凯雄　童卫东　汪　彪　汪　灏　汪　欣
王贵英　王贵玉　王海江　王　颢　王　建　王　健
王俊锋　王　猛　王锡山　王玉柳明　王泽军　王自强
魏少忠　吴小剑　吴元玉　武爱文　夏立建　肖江卫
肖　毅　谢　铭　谢忠士　熊　斌　徐　烨　徐忠法
许剑民　燕　锦　燕　速　杨春康　杨盈赤　叶　凯
叶盛威　叶颖江　于　刚　袁维堂　张　宏　张明光
张　骞　张庆彤　张　睿　张苏展　张　卫　赵青川
赵　任　赵志勋　郑朝旭　郑阳春　钟　鸣　周　雷
周总光　朱玉萍　朱志强　庄　競

妇瘤腹腔镜

主　编

张师前

副主编

范江涛　刘淑娟　张　颐

编　委（以姓氏拼音为序）

蔡红兵	陈佩芳	陈晓军	陈友国	程静新	程晓东
邓　雷	董涛涛	郭瑞霞	韩丽萍	郝　敏	贺红英
胡元晶	黄　浩	纪　妹	康　山	孔为民	李　斌
李从铸	李芳梅	李　力	李玲霞	李秀敏	李长忠
李　政	梁志清	刘　畅	刘军秀	刘开江	刘木彪
刘乃富	娄　阁	卢淮武	陆安伟	罗喜平	吕小慧
吕艳红	孟元光	庞晓燕	宋　坤	孙　丹	孙　力
孙蓬明	孙　阳	汪希鹏	王丹波	王　刚	王国庆
王建六	王　静	王　军	王　莉	王世军	王武亮
王兴国	王延洲	王沂峰	王玉东	温　灏	吴　强
夏百荣	向　阳	熊光武	徐惠成	颜笑健	阳志军
杨英捷	易　萍	张国楠	张　燕	赵福杰	朱根海
朱　琳	邹冬玲	邹　伟			

泌尿肿瘤腔镜

主 编

邢念增

副主编

韩苏军　张　勇

编 委（以姓氏拼音为序）

陈　东　李亚健　刘　飞　司占南　宋　刚　王明帅
杨飞亚

目录 Contents

第一章　肿瘤腔镜技术概论 ………………001
一、发展沿革 ……………………………003
二、总体原则 ……………………………005
三、总体要求 ……………………………007
　（一）手术团队 ………………………007
　（二）手术平台 ………………………008
　（三）器械平台 ………………………008
　（四）患者的准备 ……………………009

第二章　胸腔镜肺癌手术 …………………011
一、历史沿革 ……………………………013
二、技术原理 ……………………………019
　（一）传统胸腔镜手术技术原理 ………019
　（二）荧光胸腔镜技术原理 ……………020
　（三）人工智能辅助胸腔镜手术技术原理 …021
三、适应证与禁忌证 ……………………021

（一）诊断性胸腔镜手术适应证 ·················021
（二）胸腔镜肺楔形切除术适应证 ···············022
（三）胸腔镜肺叶术适应证 ·····················022
（四）胸腔镜肺段手术适应证 ···················023
（五）手术禁忌证 ·····························024

四、操作流程 ···025
（一）胸腔镜手术的术前检查 ···················025
（二）患者体位 ·······························026
（三）切口安排 ·······························026
（四）胸腔镜核心手术技术——王氏手法 ·········027
（五）胸腔镜肺楔形切除 ·······················030
（六）胸腔镜肺叶切除 ·························032
（七）胸腔镜肺段切除 ·························038

五、局限性和副作用手术操作并发症 ·····················039
（一）放置套管的并发症 ·······················039
（二）器械损伤 ·······························040
（三）胸腔感染 ·······························041
（四）术中出血和漏气 ·························042

第三章　胸腔镜食管癌根治术 ·······················043

一、历史沿革 ···045

二、适应证及禁忌证 046
（一）适应证 046
（二）禁忌证 046

三、操作流程 047
（一）术前准备 047
（二）麻醉选择 047
（三）体位与切口 047
（四）手术步骤 048
（五）术后管理 053

四、术后并发症 053

五、技术要领和注意事项 054

第四章 胸腔镜纵隔手术 057

一、历史沿革 059

二、技术原理 062
（一）主要原理概述 062
（二）胸腔镜纵隔肿瘤切除术与传统手术的异同 063

三、适应证 063
（一）诊断性胸腔镜纵隔手术适应证 064
（二）治疗性胸腔镜纵隔手术适应证 064

四、操作流程 064

（一）术前准备 …………………………… 064
　　（二）中纵隔肿瘤切除术 …………………… 066
　　（三）后纵隔肿瘤切除术 …………………… 069
　　（四）胸腺切除术 …………………………… 071
　　（五）胸腔镜胸腺扩大切除术 ……………… 076
五、并发症的预防和处理 ……………………… 079

第五章　胸腔镜恶性胸膜间皮瘤手术 …………… 085

一、历史沿革 …………………………………… 087
　　（一）恶性胸膜间皮瘤的外科治疗 ………… 087
　　（二）胸腔镜技术在恶性胸膜间皮瘤中的应用价值 … 090

二、技术原理 …………………………………… 092

三、适应证与禁忌证 …………………………… 094
　　（一）胸膜活检术 …………………………… 094
　　（二）胸膜固定术 …………………………… 095
　　（三）胸膜切除术 …………………………… 095

四、操作流程 …………………………………… 096
　　（一）胸膜活检术 …………………………… 096
　　（二）胸膜固定术 …………………………… 100
　　（三）胸膜切除术 …………………………… 103

五、并发症及处理 ……………………………… 105

- （一）胸膜活检术 ·············· 105
- （二）胸膜固定术 ·············· 106
- （三）胸膜切除术 ·············· 107

第六章　胃癌腔镜术 ·············· 109

一、历史沿革 ·············· 111
- （一）胃癌腔镜手术发展历史 ·············· 111
- （二）胃癌腔镜新技术的探索 ·············· 113
- （三）目前我国正在开展的主要临床试验 ·············· 114

二、技术原理 ·············· 114
- （一）主要原理概述 ·············· 114
- （二）腹腔镜胃癌手术与传统手术的异同 ·············· 115

三、适应证 ·············· 116
- （一）早期胃癌适应证 ·············· 116
- （二）进展期胃癌 ·············· 116
- （三）其他适应证的探索 ·············· 117

四、操作流程 ·············· 118
- （一）术前准备 ·············· 118
- （二）胃癌淋巴结清扫 ·············· 119
- （三）腹腔镜胃癌消化道重建 ·············· 128

五、并发症的预防和处理 ·············· 139

（一）术中并发症 …………………………………… 140

（二）术后并发症 …………………………………… 142

第七章　结直肠癌的腹腔镜技术 ………………………… 149

一、总论 ……………………………………………… 151

（一）基本原则 ……………………………………… 151

（二）基本要求 ……………………………………… 151

（三）切除范围与消化道重建 ……………………… 154

（四）取标本原则 …………………………………… 156

（五）患者准备 ……………………………………… 158

（六）中转开腹指征 ………………………………… 159

二、常规术式操作规范 ……………………………… 159

（一）直肠癌 ………………………………………… 159

（二）乙状结肠癌 …………………………………… 171

（三）左半结肠癌 …………………………………… 176

（四）腹腔镜下横结肠癌根治术 …………………… 181

（五）腹腔镜下右半结肠癌根治术 ………………… 186

（六）腹腔镜下全结直肠切除术 …………………… 191

三、新术式操作规范 ………………………………… 195

（一）NOSES ………………………………………… 195

（二）保留回盲部的右半结肠癌根治术 …………… 198

(三) TaTME ……199

(四) TAMIS ……200

(五) 适形切除 ……200

(六) 改良ISR ……201

(七) 减孔腹腔镜技术 ……202

四、复杂疑难手术 ……203

(一) 腹腔镜下右半结肠癌联合胰十二指肠切除术 ……203

(二) 腔镜下左半结肠癌联合胃、胰体尾、脾切除术 ……210

(三) 腔镜下乙状结肠癌联合膀胱或小肠部分切除术 ……213

(四) 腔镜下全盆腔脏器联合切除术 ……215

(五) 腔镜后盆腔脏器切除术 ……217

(六) 腔镜同期肠癌根治联合肝转移瘤切除术 ……222

(七) 腔镜同期肠癌根治联合肾癌切除术 ……224

(八) 腔镜同期肠癌根治联合腹膜或卵巢局部转移灶切除术 ……226

五、特殊病例腔镜手术 ……227

(一) 多次腹部手术史的腔镜手术 ……227

(二)肥胖患者腔镜结直肠癌手术 ·············229
(三)合并先天发育异常患者腔镜结直肠癌手术 ···231

六、腔镜主要并发症的预防与处理 ·············232
 (一)术中并发症 ·············232
 (二)术后并发症 ·············236

第八章　妇瘤腹腔镜技术 ·············241

一、妇瘤腔镜的历史与发展 ·············243
 (一)宫颈癌 ·············243
 (二)子宫内膜癌 ·············244
 (三)卵巢癌 ·············245

二、腔镜技术在妇瘤诊疗中的优势与不足 ·············246

三、腔镜手术在妇瘤中的应用 ·············248
 (一)宫颈癌 ·············248
 (二)子宫内膜癌 ·············252
 (三)卵巢癌 ·············255

四、腔镜手术操作流程 ·············264
 (一)宫颈癌腔镜手术操作规范流程 ·············264
 (二)子宫内膜癌腔镜手术操作规范流程 ·············278
 (三)卵巢癌腔镜手术操作的规范流程 ·············284

五、腔镜技术在妇瘤手术中应用局限性 ·············297

（一）应用腔镜手术系统治疗弊端 ……………………297

　　（二）腔镜手术是否比开腹更安全尚存争议 ………299

　　（三）腔镜手术举宫器及气腹使用可能影响预后 ……300

第九章　泌尿肿瘤腔镜术 …………………………………301

一、历史沿革 …………………………………………………303

二、技术原理 …………………………………………………306

三、肾癌腔镜术 ………………………………………………308

　　（一）适应证 ……………………………………………308

　　（二）禁忌证 ……………………………………………308

　　（三）操作流程 …………………………………………309

　　（四）局限性和副作用 …………………………………312

四、腔镜下根治性膀胱切除＋尿流改道术 …………………314

　　（一）适应证 ……………………………………………314

　　（二）操作流程 …………………………………………317

　　（三）主要并发症及处理措施 …………………………320

五、腹腔镜根治性前列腺切除术 ……………………………323

　　（一）适应证 ……………………………………………324

　　（二）操作流程 …………………………………………325

参考文献 ……………………………………………………328

第一章 肿瘤腔镜技术概论

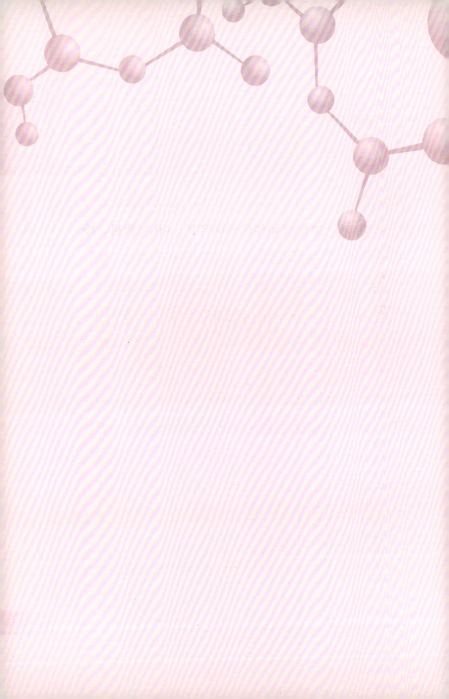

一、发展沿革

腔镜技术促进了外科的革命性发展,微创手术逐渐成为所有外科手术发展方向。1910年,瑞典Stockholm的Hans Christian Jacobaeus开展了第一台临床腹腔镜和胸腔镜手术。1913年,Jacobaeus在可视胸腔镜下进行了松解粘连。20世纪40年代到60年代,CO_2气腹机、冷光源内镜和采集用于受精的精子等腹腔镜手术逐渐成熟,但主要在妇科中应用。Kurt Semm于1963年发明了自动气腹机,1973年发明了热凝固和结扎止血技术。1980年开展了第一台腹腔镜阑尾切除术。1985年9月12日德国的Erich Muhe应用Semm的设备开展了世界上首台腹腔镜胆囊切除术。在随后几年里,腹腔镜胆囊切除为广大外科医师接受,结束了"大外科医师——大切口"的时代。

20世纪90年代初,腔镜技术在胸外科、普外科、泌尿外科、妇科等肿瘤治疗中得到了应用,并开始飞速发展。1991年美国Jacob进行了世界上首例腹腔镜右半结肠切除术,同年Folwer进行腹腔镜乙状结肠切除术;1992年Kokerling首次成功地在腹腔镜下进行直肠癌腹会阴联合切除术;1993年郑民华完成中国首例腹腔镜乙状结肠癌根治术；1992年11月18日，王俊成功开展了中国首例电视胸腔镜手术，标志着中国胸腔镜外科的诞生；1994年Kitano报道首例腹腔镜胃癌手术；1999年郑成竹团队在中国首先报道了2例腹腔镜辅助胃癌根治手术。随后，腔镜技术在肿瘤治疗中呈现爆发式发展，腔镜操作技术被广泛用于各外科专业肿瘤治疗中，同时，腔镜外科融进了外科专业肿瘤治疗的领域，标志着传统开放手术时代的结束。

医学发展依赖于其他学科的发展，如光学、电学、工程学、药学及美学等。医学是人类科技进步、社会进步及人类文明的复合体。随着腔镜设备平台、能量平台、器械平台等方面的飞速进步及医学理念的创新，外科各专业均迈入了新的微创时代。腔镜技术作为外科微创治疗的重要工具，各专业外科医师需要熟悉它、掌握它和运用它，在遵循肿瘤外科基本原则下做到规范化的微创外科治疗，特别需要在整合医学理论引领下，将"评-扶-控-护-生（ASCPS）"核心理念应用到腔镜外科的准备、操作和管理的实践中。为提高腔镜技术的质量、建立行业技术标准、降低手术并发症发生率，延长患者的生存时间和提高生活质量，特制定本指南。

二、总体原则

腔镜手术要遵守手术损伤效益比原则（surgical risk-benefit balance principle，SRBBP）、肿瘤功能外科原则（function preservation in oncology surgery principle，FPOSP）、无菌无瘤原则等肿瘤外科治疗原则。手术损伤效益比原则是指手术切除肿瘤造成的创伤和损伤与组织、器官及身体获益的比较判定，让患者在能耐受最大打击的情况下以最小损伤获得最大收益。肿瘤切除范围应遵循两个"最大"原则，即最大限度切除肿瘤保证根治和最大限度保留正常组织和器官功能，也就是肿瘤功能外科原则，是关乎肿瘤患者临床结局，尤其是术后生活质量，避免"成功的手术，失败的治疗"结局发生。无瘤技术是指在恶性肿瘤手术操作过程中为减少或防止癌细胞脱落、种植和播散而采取的系列措施，腔镜手术和开放手术同样需要面对无菌术和无瘤术，腔镜手术操作过程中切忌用力挤压、牵拉肿瘤以防止瘤细胞脱落播散，尽量避免直接接触肿瘤，优先根部结扎切断肿瘤供血的动脉和静脉，做到锐性解剖分离并沿肿瘤周正常组织间隙向中央解剖最后整块切除，肿瘤切除后应更换手套、使用过的器械，创面使用大量无菌蒸馏水浸泡冲洗，以及一些抗肿瘤药物，以消灭可能脱落的瘤细胞。无瘤技术可有效减少根治性手术后肿瘤局部复发和远处转移风险。

整合医学理论倡导的"评-扶-控-护-生"核心理念是将肿瘤外科原则、技术平台和要求、患者身心准备等影响腔镜治疗的各种因素合理地整合在一起，关注肿瘤患者的临床结局，尤其是术后生存质量和生存时间，根本上避免成功的手术和失败的治疗。所谓"评-扶-控-护-生"的核心理念包括：第一，所谓"评"是指腔镜手术对患者适应证选择要严格，同时对医生团队和手术平台（设备平台、器械平台和能量平台）要求要高，因此术前准备工作需要全面细致的评估，此举谓之"评要全面"。第二，所谓"扶"是为确保腔镜技术呈现最佳疗效，要求在治疗前、中、后不同阶段，医护团队需对患者病理、生理、心理、精神等方面进行整合调理，使患者处于最佳状态接受治疗，此举谓之"扶要到位"。第三，所谓"控"是外科治疗的一把双刃剑，在根除肿瘤或控制肿瘤生长的同时，必然会破坏机体内环境平衡。因此，严格掌握肿瘤功能外科原则（即最大程度根治，亦最大程度保留组织器官功能）至关重要，合理把控两者间平衡，治病同时不会"致病"，此举谓之"控要有度"。第四，所谓"护"即腔镜技术的最大优势是降低手术创伤，遵循手术损伤效益比原则，从手术各个细节保护患者器官功能，做到器官功能保留与肿瘤根治之间的平衡。此举谓之"护要最大"。第五，所谓"生"即腔镜技术用于肿瘤患者，疗效不仅是肿瘤根除或缩小，也不是某个指标下降了，而是要考虑患者的生存时间和生存质量并重，这也是"双生"的重要体现，此举谓之"生要最好"。

三、总体要求

（一）手术团队

腔镜技术对外科医师的素质要求很高，除需具备扎实的开放手术基础，还必须经过腔镜手术技术的系统性培训，包括腔镜理论学习、技术训练及临床实践等，未来还需考试获得合格执业证书。腔镜手术团队成员组成主要包括主刀医生、第一助手、扶镜手，腔镜手术团队具备扎实的腔镜手术基本功、娴熟的手术操作技能和配合技巧。主刀医生是团队的灵魂和指挥官，需对疾病状态有充分认知，对手术有深刻理解，才能做到有的放矢，全面把控手术进程。第一助手在操作过程中需与主刀对抗牵拉更好展示手术平面，利于手术操作，同时对手术步骤和主刀习惯要有充分的理解和配合。扶镜手也是团队的重要组成人员，手术过程中要求紧跟术者操作，提供一个清晰、全面、舒适的手术操作画面，确保手术流畅进行。

（二）手术平台

1.显像平台

腔镜手术对大部分患者是一种安全且微创的选择，开展单位应具备2D高清、3D或4K腔镜显像平台设备，微创手术中亚微结构在高清视野下能够清晰显示，实现术中更精确解剖。各医疗机构根据自身的设备条件开展相应的腔镜手术。

2.能量平台

能量外科器械提供可靠、安全血管凝闭功能及快速切割效率，同时应注意减少能量器械热效应，避免周围组织副损伤。根据不同手术场景合理选择单极或双极电设备、超声刀等能量器械，以达到精细切开、分离和闭合目的，在手术过程中还应注意对重要组织、血管、神经等进行保护，避免出现血管损伤与神经功能障碍。

（三）器械平台

随着腔镜技术的广泛应用，器械种类愈发繁多、功能不断细化，如何"化繁为简"满足外科医师的实际临床需求。腔镜常规手术器械：分离钳、无损伤抓钳、剪刀、持针器、血管夹和施夹器、吸引器、标本袋、腔镜下切割闭合器、切口保护器等。熟悉各种腔镜器械的特点，选择合适的腔镜下切割闭合器型号，并熟练掌握其在腔镜手术中的运用技巧，充分暴露牵拉，保持合理张力，避免钳夹组织器官副损伤是腔镜外科医师必备的基本技能。

（四）患者的准备

1.心理准备

对于患者，手术既能解除病痛，也会带来较大心理刺激。由于对腔镜手术不了解，术前患者及家属会产生恐惧、焦虑、紧张等情绪，或对腔镜手术及预后有多种顾虑，医务人员应从关怀、鼓励出发，就病情、实施腔镜手术必要性及效果、手术风险性和可能发生的并发症，以及如何正确对待术中、术后可能造成的创伤、出现的问题并以恰当言语和安慰口气对病人作适度解释，使病人能以积极心态配合手术和术后治疗，达到医患共同决策治疗方案，签署相应知情同意书。如术前焦虑明显，可适当给予镇静剂，以保证充足睡眠。

2.不同部位肿瘤的特殊准备

术前要对病人全身情况充分评估,查出可能影响整个病程各种潜在因素,包括心理和营养状态,心、肺、肝、肾、内分泌、血液及免疫系统功能等,及时发现问题并及时处理,评估患者对腔镜手术的耐受力。胃肠肿瘤患者需行肠道准备,包括控制饮食、导泻、灌肠及联合口服抗生素的肠道准备方法。胸部肿瘤患者术前准备包括:戒烟,练习咳嗽和深呼吸,有慢性气管炎、痰较多者,术前可做雾化吸入,帮助排痰;肺部有炎症者可适当给予抗生素。妇科肿瘤患者进行阴道准备和肠道准备等。

3.掌握手术适应证和禁忌证

适应证选择是腔镜肿瘤外科手术的前提,要根据患者病情评估是否该接受腔镜手术,能否耐受腔镜手术。应基于各病种诊断治疗指南,严格进行手术适应证筛选。对局部晚期肿瘤、需行联合脏器切除、术后复发、肥胖和开放手术史等疑难复杂患者,要充分考虑手术团队的经验和技术,审慎应用腔镜技术。经过充分术前评估,全面衡量患者因素、肿瘤因素及手术团队因素,再决定是否采用腔镜手术,切忌为了微创而不顾患者安全强行采用腔镜技术。

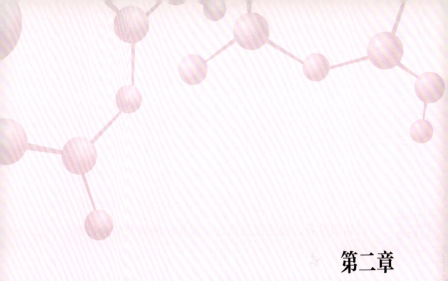

第二章

胸腔镜肺癌手术

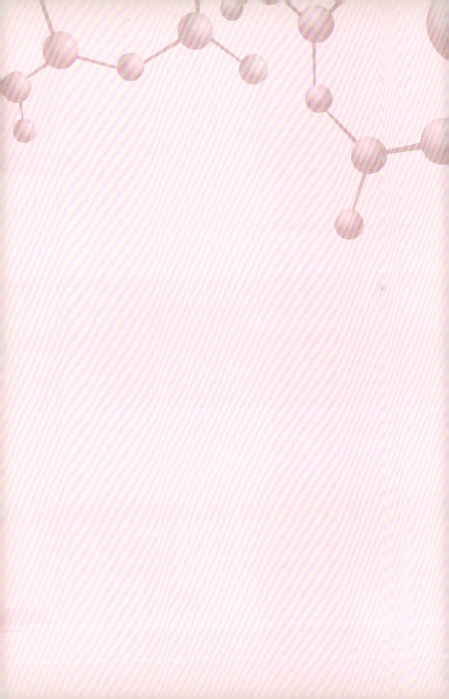

一、历史沿革

1910年，Hans Christian Jacobaeus首次将硬式膀胱镜进行改良用于胸腔，在局麻下，采用灼烧切断胸膜腔粘连带，以增加人工气胸效果，取得成功，成为最早的胸腔镜手术。20世纪60年代切割缝合器，80年代冷光源技术及小型摄像机相继问世，为现代电视胸腔镜手术孕育和诞生奠定了技术基础。1992年Michael Mack报告早期胸腔镜手术探索，标志着胸腔镜手术领域的正式建立。胸腔镜技术在肺癌的应用是其走向成熟的标志。

进入21世纪，绝大多数早期开展胸腔镜手术的医师技术已娴熟，胸腔镜技术在普胸外科领域中地位已确立，胸腔镜外科逐渐迈向高级阶段，尤以肺癌腔镜手术最受重视。

解剖性肺叶切除是腔镜手术早期壁垒之一。1992年Lewis等首次报道40例腔镜肺叶切除术，但其手术方法却是采用50年前胸外科的早期手段，即肺门整块闭合离断法，因而受到学界广泛质疑。Yim等人称其为"非正统、高度争议的手术，可视为楔形切除一种极端变异方法，甚至不能称为肺叶切除，根本是完全不同的另一种手术"。由于术式与传统开胸手术的区别，一段时间内，肺叶切除甚至被视为腔镜手术的禁忌证。随后。1995年Hazelrigg等报道38例接受腔镜肺叶切除的病例，逐渐开始探索胸腔镜下解剖性肺叶切除的可行性与安全性。此后十多年间，涌现出大批针对腔镜肺叶切除的研究。然而毕竟是复杂的内镜下操作，从技术的探索到熟练需长期积累，加之受传统胸外科医师在手术安全性和肿瘤治疗彻底性上的质疑和抵触，完全腔镜下的肺叶切除＋淋巴结清扫术直到2005年前后才逐渐广泛开展起来。2006年，McKenna报道1100例腔镜肺叶切除病例，同年，NCCN首次将电视胸腔镜治疗肺癌写入临床指南，使其成为国际肺癌治疗的标准术式之一。

在我国，全腔镜下肺叶切除术在王俊等人推动下，首先于北京大学人民医院开始规模化临床应用并逐步向全国推广，用于早期肺癌及支气管扩张症等外科治疗。随后的几年，全腔镜肺叶切除及淋巴结清扫术便成为国内胸外科学界最大热点，腔镜临床应用掀起又一高潮。电视胸腔镜开始取代传统开胸手术在胸外科的核心地位，成为胸外科临床最常用手术。

随研究深入，胸腔镜手术争议逐渐平息，并显现出相对传统开胸手术的优势。2005年，Tashima报道67例腔镜肺叶切除，术中平均出血110 ml，明显低于同期开胸手术的165 ml。2006年，Mckenna报道1100例腔镜肺叶切除，并发症发生率仅15.3%，死亡率0.8%。2012年，北大人民医院胸外科报道连续500例肺癌腔镜肺叶切除术，平均出血214 ml，死亡率2.0%，轻微并发症发生率17.4%。从而证明对有经验的胸外科医师，腔镜肺叶切除术是一种安全的术式，并发症发生率和术后早期效果甚至优于传统开胸手术。

Hoksch对13例尸体采取腔镜下清扫淋巴结开胸术验证方法，证实腔镜下淋巴结清扫后再开胸探查未发现肺门周围淋巴结残留。Sagawa报道29例先行腔镜下淋巴结清扫再开胸验证剩余淋巴结，对左肺癌，腔镜平均清扫40.3枚（重量10 g），开胸验证残余淋巴结组织1.2枚（重量0.2 g）；对右肺癌，腔镜平均清扫37.1枚（重量8.3 g），开胸验证残余1.2枚（重量0.2 g），无论是淋巴结清扫总数，还是每一站清扫的淋巴结数，都无显著性差异。从而证明腔镜下完全可达肺癌诊疗规范规定的淋巴结清扫要求。

Tashima报道胸腔镜肺叶切除与开胸肺叶切除比较，术后疼痛次数有明显差异[（6.2±4.1）次/3天：（13.5±

5.8）次/3天，$P<0.001$）]，且腔镜肺叶切除组术后IL-6水平升高明显低于开胸肺叶切除手术[（112±43）pg/ml：（351±133）pg/ml）]。Demmy报道腔镜肺叶切除后住院时间明显短于开胸手术[（4.6±1.9）天：（6.4±2.2）天，$P<0.01$]，带胸管时间亦明显缩短[（3.0±1.1）天：（4.2±1.7）天，$P=0.01$]。Nakata报道腔镜肺叶切除患者血氧饱和度、氧分压、FEV1和FVC在术后7天与14天检查均明显好于开胸手术患者。Sugiura报道腔镜肺叶切除患者术后恢复至术前正常活动能力的时间平均为2.5个月，而开胸手术则需7.8个月，结果具显著统计学差异。从而说明腔镜肺叶切除与传统开胸相比，创伤小、痛苦小、恢复快、微创优势明显。

Shigemura报道全腔镜下肺叶切除、腔镜辅助小切口与常规开胸肺叶切除术治疗早期非小细胞肺癌术后5年生存率分别为96.7%、95.2%、97.2%，三组比较无显著差异。Koizumi比较腔镜肺叶切除与开胸手术治疗早期非小细胞肺癌3年和5年生存率分别为92.9%和53.8%与84.2%和60.1%，亦无明显差异。Shiraishi报道腔镜肺叶切除与开胸手术治疗早期非小细胞肺癌相比，局部复发率无明显差异，5年生存率为89.1%和77.7%，差异不显著。Kaseda报道Ⅰa期非小细胞肺癌行腔镜肺叶切除后8年生存率为97.2%，达到与开胸手术基本相同的效果。北京大学人民医院胸外科报道连续500例非小细胞肺癌腔镜肺叶切除术，全部患者1年总生存率（OS）和无病生存率（DFS）分别为94.3%和90.2%，3年OS和DFS分别为81.3%和76.4%，结果优于传统开胸手术。从而证明腔镜下肺叶切除对早期非小细胞肺癌是一种有效术式。

2009年，Yan等荟萃分析21项腔镜与开胸手术的对照研究，共纳入2641例患者。结果显示腔镜手术治疗早期非小细胞肺癌局部复发率比开胸手术无显著升高，但远处转移率显著降低，远期生存率腔镜显著优于开胸。

2018年，中山肿瘤防治中心龙浩开展随机对照研究，总结2008年至2014年，215例腔镜肺叶切除对比210例开胸肺叶切除，结果显示，接受腔镜者手术并发症、术后引流时间、住院时间显著低于开胸手术者。

随着国际上多个大样本、远期疗效分析的临床研究及荟萃分析结果出现，国内关于腔镜手术治疗肺癌在外科原则和肿瘤原则上的异议渐趋平息，腔镜手术在肺癌外科治疗中的地位逐渐确立。然而，困扰该技术推广的技术瓶颈在初期尚未能很好解决。此时，国内学者对全腔镜肺叶切除术方法和技巧做了一系列很有价值的探索，根据国人体型及肺门淋巴结较多等特点对手术器械和方法进行了改良和优化，为我国胸腔镜手术迈向更加成熟期奠定了基础。

在微创化方面，单孔胸腔镜和不插管胸腔镜手术应运而生。前者通过器械改进，将观察切口与操作切口合一，减少了切口数量；后者通过麻醉技术进步，使部分患者可在喉罩全麻并保留自主呼吸状态下接受手术。为胸外科手术微创边界的探索做出了重要贡献。

在精准化方面，近红外荧光在肺癌手术中也展现出强大功能。通过在传统白光影像基础上实时叠加近红外伪彩，可更加清晰显示肺段边界、肺结节、吻合口血供、交感神经链、胸导管等结构，大幅提升了肺癌手术精准性。

在智能化方面，随着人工智能技术在手术影像、术中图像与流数据、监护麻醉流数据中深化，已成熟用于病灶识别、步骤质控、风险预警等，逐渐显现从单纯依赖人力到向人机混合智能方向发展的趋势。

二、技术原理

(一) 传统胸腔镜手术技术原理

1.胸腔镜

胸腔镜由硬杆透镜系统和光源连接系统构成,其光学特性与显微镜类似,具有良好局部放大功能。临床常用30°胸腔镜可清晰显示局部解剖和病变特点,灵活运用30°镜头,胸腔内几乎无盲区。常用胸腔镜为10 mm(直径)规格,也有用于小儿和一些特殊手术5 mm(直径)规格。

2.光源

光源系统由冷光源主机和纤维光缆组成。冷光源是在电场作用下产生电子碰撞激发荧光材料发光,主要为可见光,红外光成分较少,避免热量积累相关系列问题。纤维光缆由数百根玻璃纤维组成,在光源传送过程中几乎无任何损失,但玻璃纤维易断裂,使用中应避免过度扭曲与打折。

3.图像采集系统

图像采集系统包括图像处理器和偶联器。临床常用图像处理器多为三晶片高清图像处理器,偶联器又称摄像手柄,二者可采集分辨率为1080 ppi标准高清图像

(16∶9)。全新一代图像采集系统还具照片和录像功能,并将移动存储介质作为载体,更加方便快捷。

(二)荧光胸腔镜技术原理

1.近红外荧光基本原理

近红外荧光可据波长分为近红外一区(650~900 nm)和近红外二区(900~1700 nm)。近红外荧光具背景噪声低,组织透射性好等优点,得以在活体成像中广泛应用。荧光剂吲哚菁绿是一种水溶性物质,激发波长为778 nm,荧光发射波长为830 nm,是目前唯一获得美国和欧盟批准可用于人体的荧光显像剂。

2.术中成像原理

吲哚菁绿术中成像原理共分三类。①通过循环系统实现"负性染色":吲哚菁绿分子在术中推注进入循环,无血供区不显色,可用于肺段边界与吻合口血供判断;②通过皮下淋巴回流实现胸导管显像:将吲哚菁绿于腹股沟区皮内注射,经过淋巴回流实现胸导管显像;③增强滞留效应(enhanced permeability and retention,EPR):吲哚菁绿或其与蛋白形成的复合物滞留于肿瘤组织等细胞间隙中,由于淋巴回流系统受阻,而延迟清除,呈现迟发"正性染色",可用于肿瘤结节与交感神经链显像。

(三)人工智能辅助胸腔镜手术技术原理

人工智能技术为腔镜手术自动化、智能化发展起了推动作用。目前手术辅助人工智能技术以监督学习范式为主要原理,模型应用覆盖病灶检出、医学影像与手术流数据时序步骤识别、风险预警等方面。

三、适应证与禁忌证

胸腔镜手术的适应证十分广泛,已经应用到了几乎所有胸外科疾病的诊治中。尤其是近年来全胸腔镜肺叶切除+淋巴结清扫术在肺癌治疗中的普及,让胸腔镜手术数量占据了很多单位胸外科手术中的绝大多数。具体地讲,胸腔镜手术的适应证可根据手术目的和手术方式细分如下。

(一)诊断性胸腔镜手术适应证

1.胸膜疾病

肺癌合并胸腔积液,不能确定有无胸膜转移者。

2.肺疾病

①可疑转移性肿瘤,需明确诊断者。②孤立性肺结节:常规方法不能明确诊断者。③用于肺癌的T和N分期,同时还可协助判断同侧肺内有无转移(M分期)。

(二)胸腔镜肺楔形切除术适应证

(1)肺转移瘤。

(2)周围型ⅠA期肺癌诊断困难时,术中先行腔镜肺楔形切除术,快速冷冻报告为恶性后再行肺癌根治术。若患者肺功能很差,不能耐受开胸术或肺叶切除术时,也可考虑行腔镜肺楔形切除术单纯切除原发灶,术后再配合化疗。

(3)部分Ⅳ期(T1N0M1)肺癌患者,在转移灶切除或能控制前提下,也可行腔镜肺楔形切除术姑息治疗。

(三)胸腔镜肺叶术适应证

(1)肺部恶性肿瘤:①临床Ⅰ、Ⅱ和部分Ⅲ期非小细胞肺癌;②部分局限期小细胞肺癌可从手术中获益。③特别说明:随着腔镜手术技术提高,以往一些相对手术禁忌证逐渐成为手术适应证:a.肿瘤直径超过5 cm,以往是手术禁忌,现已完全可以安全地在腔镜下完成。b.肿瘤侵犯叶支气管,需行袖式支气管成形手术,部分患者可尝试镜下完成。c.以往认为化疗后是腔镜手术禁忌证,现证实,腔镜下可完全切除。d.肿瘤侵犯部分心包,未侵及心脏,可在镜下切除部分心包,同时用人工织物补片修补缺损心包。e.N2淋巴结转移，以往认为是腔镜手术绝对禁忌证，但越来越多文献证实，腔镜下完全可达同开胸手术相同的淋巴结清扫效果。因此，对单发或单站N2淋巴结肿大，淋巴结与周围重要血管支气管存在间隙，淋巴结之间彼此无融合，可尝试在腔镜下完成。f.胸壁局部侵犯：肿瘤侵犯胸壁曾被认为是腔镜手术禁忌证。随着手术技术进步，肿瘤侵犯局部胸壁，未浸透肋间肌，切除后胸壁缺损不大，不需行胸壁重建者，可试行腔镜下肺叶切除合并部分胸壁切除手术。

（2）肺转移瘤：原发灶控制良好，无肺外转移，病变局限一个肺叶或一侧肺内，手术能切除所有病灶，但无法通过有限肺切除如楔形切除等完成时，可通过腔镜肺叶切除完成。

（3）其他肺部恶性肿瘤：类癌、肺母细胞瘤、平滑肌肉瘤、脂肪肉瘤等。

（四）胸腔镜肺段手术适应证

（1）ⅠA期周围型非小细胞肺癌：直径小于等于2 cm，位于肺组织外周1/3，局限于单一肺段内，切缘距离/肿瘤直径的比值大于1或切缘距离肿瘤大于2 cm。

（2）N1、N2组淋巴结术中冷冻病理阴性。

(3) 肺内磨玻璃影（GGO）：直径小于1.5 cm的纯GGO可行楔形切除，如GGO成分不足50%，或距肺边缘超过2 cm者，可行肺段切除。

(4) 同时发现不同肺叶内多发小结节需同期或分期手术切除的病例。

(5) 心肺功能较差，FEV1%<50%，高龄（75岁以上），并发症较多，预计无法耐受肺叶切除术的早期周围型肺癌患者。

(五) 手术禁忌证

(1) 绝对禁忌证：①侵犯纵隔心脏大血管，或重要的神经，如喉返神经等。②侵犯隆突或气管。③侵犯大范围胸壁，需要进行胸壁重建。

(2) 相对禁忌证：①多站淋巴结转移。②纵隔淋巴结结核或钙化，与周围血管或支气管界限不清。③既往有患侧胸部手术史，或胸膜感染史，膜肥厚粘连严重，胸腔镜不能进入者。④纵隔放疗后。

(3) 其他禁忌证：①一般情况差，心、肺功能严重损害、恶病质，不能耐受手术者。②肺功能严重下降，不能耐受单肺通气者。③心血管系统严重疾患：a.近3个月内发生急性心肌梗死者。b.近期内有严重的心绞痛反复发作者。c.全心衰竭伴心脏明显扩大,心功能Ⅲ级以上者。d.有严重的室性心律失常者。

(4)凝血机制障碍者。

(5)小儿病例:年龄小于6个月,体重小于8 kg不宜行胸腔镜手术。

(6)合并严重传染性疾病:如病毒性肝炎、AIDS。

(7)各种原因所致气管、支气管严重畸形,无法行双腔气管插管或单侧支气管插管者。

(8)休克患者,经输液输血未能缓解者。

(9)严重感染未控制者。

四、操作流程

(一)胸腔镜手术的术前检查

1.术前检查

胸部CT对于胸腔镜肺叶切除术安全性评估至关重要,可明确肺部病变情况,包括肿瘤部位、大小、边界、密度、与周围组织关系、肺内有无多发病灶、周围脏器如胸壁、膈肌、纵隔大血管、膈神经、喉返神经等有无受侵,以及纵隔有无肿大淋巴结,有无纵隔淋巴结结核、淋巴结钙化等增加手术难度的因素。智能化病灶检测和三维重建有助于更加全面和系统的手术规划。

PET-CT和头颅增强MR可用于术前转移病灶评估。术前需行心肺功能检查评估手术耐受性。

2.麻醉评估

术前由麻醉医生对患者进行手术前全身麻醉前评估。

(二) 患者体位

侧卧位是腔镜手术最常用体位,适用于单侧胸内病变腔镜手术。具体安排和固定同常规侧开胸手术体位。为最大限度增大肋间隙,便于腔镜操作,常将手术床摆成折刀位30°左右。根据手术需要,标准侧卧位也可进行相应调整。

(三) 切口安排

侧卧位时,一般将放置腔镜切口选在腋中线至腋后线第7或第8肋间。待明确病变部位后,按垒球场各垒位布局原则安排其他两个切口位置。本垒即为放置腔镜切口位置,1垒和3垒为两个操作切口部位,2垒为病变处。这样就使得胸腔镜和器械在操作时指向同一方向(2垒)。若切口位置选择不合适,操作时器械指向腔镜,就会产生"照镜子"操作现象,影响手术进行。一般情况下,三个切口相互距离应尽可能远些,使胸内有一较大操作空间，便于肺组织牵拉和手术操作。若切口相距太近，会发生器械拥挤，互相"打架"，不利病变暴露和处理。

（四）胸腔镜核心手术技术——王氏手法

1.双手同向同切口双交叉操作。

术者双手分别持带两个弯角特制吸引器配合直杆电钩，经主操作口进入胸腔，同向操作利用吸引器自身弯曲度，使直杆电凝钩始终位于吸引器弯角内侧操作，两把长杆器械在皮肤切口和操作点两次交叉，完成准确协调操作，有效规避同一切口中放入两把器械发生交锁现象（器械打架），使两个甚至多个器械可在一个切口内很好配合同时操作，互不干扰；术者双手在胸前靠拢，双手同时同向操作，避免两人配合难以协调一致和相互干扰现象发生。该创新手法是北京大学人民医院胸外科王俊教授及其团队总结20年胸腔镜操作经验，经长达3年反复摸索改进，以及大量全腔镜肺叶切除手术实践，并配合适合国人解剖结构和手术操作特点的改良手术器械，逐步优化改进总结而出。为方便推广，依据创始者姓名将其命名为"王氏手法"。

该手法特点是全部操作都在术者自己掌控之中，双手同时操作，准确性高，稳定性好，配合协调性好，安全性大大提高，便于高难度操作，操作步骤流畅，速度快，术者与助手身体和器械互不干扰，动作协调美观舒适，减少术者体力消耗，劳动强度降低。

2."隧道式"叶间裂分离

分化不全叶间裂的处理是腔镜肺叶切除术的难点之一。从叶间裂内处理血管符合常规开胸肺叶切除术操作习惯，容易掌握，安全性高于盲目从肺内"掏出"血管的处理方式，因此需强调打开叶间裂处理血管的方式。遇到叶间裂分化不全时，用血管钳利用正常解剖标志在肺动脉鞘外建立人工隧道，使用内镜直线型缝合切开器穿过建立人工隧道切开分化不全叶间裂。技术要点包括：①前后肺门分离；②叶间裂层面解剖出肺动脉；③打开动脉鞘，向前或后分离，直接分离或用长弯血管钳分离建立肺动脉浅方叶间裂"隧道"。

3.优先处理支气管动脉

国人由于空气污染、慢性支气管炎、肺结核等原因，常出现肺门和纵隔淋巴结肿大，这几组淋巴结肿大的同时都伴明显增粗的支气管动脉，若不先处理，解剖肺门尤其是分离淋巴结时，术野渗血较严重，明显影响手术进程，甚至可能因此中转开胸。首先阻断肺门支气管动脉的血液供应，再行肺叶切除的其他操作，可显著减少术中淋巴结创面渗血，使术野始终保持干净。无论进行哪个肺叶切除时，都首先处理支气管动脉，再进行其他操作。具体方法是在打开肺门后方纵隔胸膜后，在主支气管上下缘找到支气管动脉分支，用电凝、钛夹或超声刀等方法将其切断。

4.血管的鞘内分离方式（血管游离"骨骼化"）

国人由于环境污染、结核感染率高等原因，血管旁、肺门周围及纵隔区常有肿大淋巴结，但这种炎症肿大淋巴结，以及部分肿瘤转移的淋巴结多仅与血管鞘粘连，不侵及血管鞘内，打开血管鞘后，常只是疏松的组织，锐性结合钝性分离，即可快速安全干净将血管游离。另外，鞘内游离血管，可便捷分离血管与其深方组织间的粘连，便于放置切割缝合器砧板。

处理全部肺动脉和肺静脉时，吸引器与电凝钩配合操作，电凝钩打开血管外鞘后将其钩起，先不急于切开，用吸引器钝性向各方向最大限度推开鞘内疏松结缔组织，再电凝切开血管外鞘，可明显提高分离速度，直至将需暴露的血管外鞘全部清晰游离干净，肺动脉和肺静脉处理均达到"骨骼化"。

处理血管时可用电凝、结扎和（或）缝扎、hem-O-lock、超声刀、力确刀（ligasure）及内镜直线型缝合切开器等方法将其切断。

5.打开全部肺门周围胸膜协助操作

无论在哪一个肺叶切除时，都首先切断下肺韧带，然后将肺组织推向前方，自下向上纵行打开肺门后部纵隔胸膜，直至肺门上方，再将肺组织牵向后方，自下向上纵行打开肺门前方纵隔胸膜，直至肺门上方与前述切口汇合，将全部肺门周围纵隔胸膜充分打开，清晰显露肺门解剖结构。

6.近距离视野显露

全胸腔镜肺叶切除术的精细程度远远超过肺楔形切除、胸腺切除等普通胸腔镜手术。多数时间是在血管表面直接操作，因此，清晰视野对这种高风险的精细操作至关重要。在游离血管、清扫淋巴结等精细操作时，将腔镜头推进到距离操作中心5 cm以内位置，可清晰放大显露局部重要结构

（五）胸腔镜肺楔形切除

胸腔镜肺楔形切除术（wedge resection）是用于周围

型肺结节诊断和治疗的一种常用手术方法。适于直径小于3 cm、位于肺外带结节状病变。转移瘤常为多发性，腔镜肺楔形切除易遗漏小病灶，因此术前最好行高分辨率薄层CT检查，明确转移瘤确切数目、部位和大小；若肿瘤太小或位置较深，估计术中定位困难，也可于手术当日在CT引导下将金属导丝或微螺旋金属标记物经皮穿入瘤体并留置，引导手术切除，并保证切缘距肿瘤有足够距离。

1.手术方法

（1）麻醉：全身麻醉，双腔气管插管，健侧单肺通气。

（2）体位：健侧卧位。

（3）手术步骤：首先在腔镜下仔细探查胸腔及肺脏，确定肿物部位、大小和数目。从一侧操作切口中用抓钳或卵圆钳提起肿块及附近肺组织，经另一较粗操作套管中用内腔镜缝合切开器按V形或"剥香蕉"法将肿物连同周围部分正常肺组织楔形切除。

2.术中注意

（1）尽量不要直接抓提肿瘤，以免将肿瘤夹碎。

（2）切缘距肿瘤应尽量远，一般以大于1 cm为佳。

（3）当肿瘤直径小于1 cm，且位于脏层胸膜下定位困难时，先用卵圆钳按所示的挤压或抓提法寻找，如仍不能定位则扩大近肿瘤处的套管切口，置入1个手指协助定位，必要时扩大套管切口，置入2个手指或做更大切口进行探查。

（4）切除标本一律放入标本袋内取出，以防切口种植转移。

（六）胸腔镜肺叶切除

全胸腔镜下肺叶切除治疗早期非小细胞肺癌在彻底性和有效性方面可达到与开胸手术相同效果，是一种更加安全、并发症更少的术式。2003年前，全美每年接受肺叶切除治疗的肺癌患者中只有不到5%是在全腔镜下完成的，而到2006年，这一比例上升到10%，到2010年，全美已达45%。美国NCCN非小细胞肺癌诊疗指南自2007版开始，就正式将全腔镜肺叶切除术列为早期非小细胞肺癌治疗的标准术式之一。

1.手术方式

（1）麻醉和体位：手术均采用全身麻醉，双腔气管插管，健侧单肺通气，患者取健侧正侧卧位。腋下及腰下分别垫软枕，双侧上肢水平前伸固定，不需要折刀位。术者站在患者腹侧进行操作，助手站在患者背侧帮助牵拉显露，这个站位在所有肺叶切除手术中均相同。扶镜手可根据情况站在患者腹侧或背侧把持腔镜。

（2）切口设计：三切口设计原则。双侧上叶切除，腔镜观察口放置在第七肋间腋中线，长1~1.5 cm；主操作口放置在第四肋间腋前线，长约4 cm，不需要放置开胸器，不牵开肋骨；辅助操作口放置在第七肋间肩胛下角线，长1.5 cm。双肺下叶和右肺中叶切除时，观察口放置在第八肋间腋中线，操作口放置在第五肋间腋前线，辅助操作口放置在第八肋间肩胛下角线。如需中转开胸，则延长主操作口至10~12 cm，或者连接主操作口与辅助操作口。

2.手术操作

（1）左肺上叶：基本顺序是叶间裂-舌段动脉-肺静脉-支气管-肺动脉其他分支。具体如下：将左肺上叶牵向后方，打开肺门前方纵隔胸膜，游离上叶静脉。先游离静脉下缘及后壁，显露上下叶支气管分叉。再游离上叶静脉上缘，同时打开左肺动脉主干上壁外鞘，显露肺动脉主干及第1、2分支上壁。然后将左肺上叶推向前方，游离左主支气管上壁与肺动脉主干后壁，显露后段动脉分支后壁。再将左肺上叶牵向上方，从斜裂中部找到肺动脉的主干，打开血管鞘，沿血管鞘内层次分别向前后游离。向前游离至左肺上叶舌段分支与下叶基底段分支之间区域，然后从肺门前方上下肺静脉之间经舌段与基底段动脉分支间分离出隧道，经主操作口用装有蓝色钉仓的内镜直线型缝合切开器经该隧道切开前侧斜裂。向后游离经左肺下叶背段动脉分支上方、左肺下叶支气管上缘直至肺门后方分离出另一隧道，经主操作口用装有蓝色钉仓的内镜直线型缝合切开器经该隧道切开后方斜裂。游离左肺上叶舌段动脉，经主操作口用装有白色钉仓的内镜直线型切开缝合器切断。然后将左肺上叶牵向后方，经辅助操作口用内镜直线型切开缝合器切断上肺静脉。切断肺静脉后即可显露左肺上叶支气管，经辅助操作口用内镜直线型缝合切开器切断左肺上叶支气管。将左肺上叶牵向后方，即可清晰显露左肺上叶肺动脉剩余各分支，分别经主操作口用装有白色钉仓的内镜直线型缝合切开器切断。

斜裂完全未分化时，显露肺动脉有困难，可以调整切除顺序为肺静脉-支气管-肺动脉-叶间裂，先处理上叶血管和支气管，最后打开斜裂。按前述方法切断肺静脉和上叶支气管。然后将左肺上叶牵向后方，从主操作口分离左肺上叶肺动脉各分支，经主操作口用内镜直线型缝合切开器分别切断。最后将左肺上叶牵向下方，经主操作口用内镜直线型缝合切开器切开未分化的斜裂。

（2）左肺下叶：基本处理顺序为叶间裂-肺动脉-肺静脉-支气管。具体如下：将左肺下叶牵向上方，切断下肺韧带，游离左肺下叶静脉；然后将左肺下叶牵向下方，打开斜裂，从叶间裂中找到肺动脉干，打开肺动脉鞘，鞘内游离左肺下叶基底段动脉，打开血管鞘，沿血管鞘内层次分别向前后游离。向前游离至左肺上叶舌段分支与下叶基底段分支之间区域，然后从肺门前方上下肺静脉之间经舌段与基底段动脉分支间分离出隧道，经主操作口用装有蓝色钉仓的内镜直线型缝合切开器经该隧道切开前侧斜裂。向后游离经左肺下叶背段动脉分支上方、左肺下叶支气管上缘直至肺门后方分离出另一隧道，经主操作口用装有蓝色钉仓的内镜直线型缝合切开器经该隧道切开后方斜裂。充分游离基底段和背段动脉，经主操作口用装有白色钉仓的内镜直线型切开缝合器一同或分别切断基底段和背段动脉。再经主操作口用装有白色钉仓的内镜直线型切开缝合器切断下叶静脉。

最后游离并经主操作口用装有绿色钉仓的内镜直线型切开缝合器切断左肺下叶支气管。

如斜裂分化差，肺动脉游离困难，强行切开叶间裂会造成肺组织创面过大，这时可先处理肺静脉和支气管，然后游离并切断肺动脉，最后用内镜直线型缝合切开器切开分化差的斜裂。

（3）右肺上叶：处理基本顺序是肺静脉-尖前段动脉-后升动脉-支气管-叶间裂。将右肺上叶和中叶牵向后方，游离右肺上叶静脉，充分打开上叶静脉与中叶静脉之间的间隙，然后将右肺上叶及中叶牵向后下方，沿肺静脉上缘向后上游离，直至显露出上肺静脉上缘及其深方的右肺动脉主干和后上方的尖前段肺动脉干。从主操作口用装有白色钉仓的内镜直线型缝合切开器切断右肺上叶尖前段动脉分支，从辅助操作口用装有白色钉仓的内镜直线型缝合切开器切断上肺静脉。经过中叶与下叶之间电凝切开前侧部分，顺此方向可以找到基底段肺动脉前壁，打开动脉鞘后，逆行找到肺动脉主干，并分离出右肺上叶后升动脉和右肺下叶背段动脉，经右肺下叶背段动脉前外侧缘到右肺上叶和中间段支气管夹角处的间隙分离出至肺门后方的人工隧道，经主操作口用装有蓝色钉仓的内镜直线型缝合切开器穿过该隧道切开后方斜裂。将右肺上叶牵向上方，沿动脉干找到后升动脉，从主操作口用装有白色钉仓的内镜直线型缝合切开器切断后升动脉，游离右肺上叶支气管后，经主操作口用装有绿色钉仓的内镜直线型缝合切开器切断右肺上叶支气管。最后经辅助操作口用内镜直线型缝合切开器切开分化不全的水平裂。

（4）右肺中叶：处理基本顺序是肺静脉-肺动脉-支气管-水平裂。将右肺中叶牵向后方，游离右肺中叶静脉。然后从前下方打开斜裂，游离中叶外侧段动脉和中叶支气管的下壁。经辅助操作口用装有白色钉仓的直线型切开缝合器切断中叶静脉。然后经主操作口用装有白色钉仓的内镜直线型缝合切开器切断中叶动脉。再经主操作口用装有绿色钉仓的直线型切开缝合器切断中叶支气管。最后经辅助操作口用直线型切开缝合器切开分化不全的水平。如中叶动脉长度不足时，可以先切断中叶支气管，再处理中叶动脉。

（5）右肺下叶：处理基本顺序是斜裂-肺动脉-肺静脉-支气管。切开下肺韧带，打开肺门周围纵隔胸膜，游离右肺下叶静脉；然后将右肺下叶牵向下方，自斜裂前下方开始打开斜裂，直至分离出右肺下叶基底段动脉前壁，打开血管鞘，从鞘内向后上方分离，同时打开后部斜裂。充分游离右肺下叶基底段和背段动脉，经主操作口用装有白色钉仓的内镜直线型切开缝合器切断基底段和背段动脉。再经主操作口用装有白色钉仓的内镜直线型切开缝合器切断下叶静脉。最后游离并经主操作口用内镜直线型切开缝合器切断右肺下叶支气管。

（七）胸腔镜肺段切除

1.手术方式

（1）麻醉和体位。手术均采用全身麻醉，双腔气管插管，健侧单肺通气，患者取健侧正侧卧位。腋下及腰下分别垫软枕，双侧上肢水平前伸固定，不需要折刀位。术者站在患者腹侧进行操作，助手站在患者背侧帮助牵拉显露，这个站位在所有肺叶切除手术中均相同。扶镜手可根据情况站在患者腹侧或背侧把持胸腔镜。

（2）切口设计。基本与肺段所在肺叶行胸腔镜肺叶切除手术的切口部位相同。观察孔放置在腋中线第七或八肋间，主操作口放置在腋前线第四或五肋间，辅助操作口放置在肩胛下第七肋间。

2.手术操作

血管和支气管的解剖性游离与胸腔镜肺叶切除基本相同。术中如何明确肺段界限,即如何确认术中肺实质切除范围和切缘是胸腔镜肺段切除难点之一。通常做法是游离出拟切除肺段支气管,以长弯钳闭合该段支气管或恢复患侧肺通气;或在纤支镜指导下,对拟切除的肺段进行高选择性喷射通气,此时膨胀的肺与萎陷的肺组织间的界限即为该肺段界限,用电刀在肺组织表面进行标记。沿切除标记使用内镜直线型缝合切开器连续切除。

五、局限性和副作用手术操作并发症

(一)放置套管的并发症

在胸腔镜手术中,套管所致并发症比较常见。常见并发症有套管刺伤肺实质或胸内其他脏器,套管损伤肋间神经、动脉、静脉等。

套管损伤肺实质常发生在肺与胸壁紧密粘连时或放管时用力过猛,套管被推入胸腔深部。这种肺损伤可能有较严重肺实质出血或漏气,必须先予以处理方能继续进行手术。若套管位置过低,可能放在膈肌下,这样会刺伤肝、脾等腹腔器官引起较严重并发症。这种情况尤

其易发生在小儿患者。套管位置不合适或用力过大还可能损伤主动脉、心脏等胸内重要器官,引起致命并发症。因此术前要根据病变部位、手术种类和胸部X线影像以及侧卧位时膈肌可能的抬高程度等因素,设计胸壁套管位置。放置套管前先用手指检查切口处胸腔情况可减少或避免发生上述并发症。

肋间神经、血管损伤是由于不正确的放置套管操作所致。神经损伤会引起术后严重疼痛和感觉迟钝。放置胸壁套管的直径不要大于15 mm,以避免增加神经损伤机会。肋间动脉和乳内动脉的损伤,若手术结束后尚未发现或未有效处理则会发生威胁生命的大出血。这些并发症一般可以在镜下处理。用电凝抓钳或金属夹常可进行有效的止血。有时套管切口出血不易定位,处理较费时,可从切口中放入Foley导尿管,气囊充气后从切口加压外拉并固定,用气囊压迫暂时止血,待手术结束前再仔细止血。一般不需中转开胸止血。一旦出现严重的无法用胸腔镜处理的出血,则应毫不犹豫地开胸手术止血。

(二)器械损伤

手术器械使用不当或损坏也是较常见的并发症。术中器械破碎不但影响手术,而且可能在胸内残留器械碎片。已有剪刀等一次性或永久性腔镜手术器械术中破碎的报道。一旦发生类似情况，手术结束前摄胸片检查有无胸内残留器械碎片是值得推崇的做法。内腔镜缝合切开器使用不当或超限度使用，易造成钉合不全、创面出血或切割欠佳等并发症，一定要按说明要求使用。出现创面缝合欠佳等并发症时，应及时补用一个好的内腔镜缝合切开器或者内镜下缝合，将创面修补好。

肺组织较脆，不宜使用较锐的器械或用力牵拉。一旦肺组织因器械使用不当造成出血、漏气应及时处理。检查有无漏气最好的方法就是水泡试验。在腔镜手术中，最好不要选用直径较大套管或器械，如15 mm套管或直径大于15 mm器械等。这些直径较大器械会压迫肋间神经引起术后疼痛和感觉迟钝等并发症。

（三）胸腔感染

无菌性或可疑污染的腔镜手术一般不会发生术后胸腔感染；术后感染常见原因有胸内感染灶切除术时防护不够、手术器械消毒不严格以及术中无菌操作不合格等。其中更多见原因是内镜器械有污染。因此在腔镜手术中，一定要像常规开胸手术一样，认真对待器械消毒和无菌操作。一定要注意一台器械连续手术间隙器械消毒处理；一旦发生胸腔感染，要像处理普通脓胸一样进行有效的脓胸引流，选用敏感抗生素，加强支持疗法。必要时可于急性脓胸期再次胸腔镜手术清除胸内积脓和沉积的纤维膜；放置胸腔冲洗管。

（四）术中出血和漏气

一般出血或漏气可通过电凝、氩气刀凝固、金属夹钳夹和缝扎等方法进行有效控制；若肺实质有很大的创伤可以用内腔镜缝合切开器控制出血和（或）漏气。若有威胁生命的严重出血或经胸腔镜处理很困难的出血，则应及时中转开胸止血，也可根据情况选用小切口辅助止血。

第三章

胸腔镜食管癌根治术

一、历史沿革

1913年美国纽约的Franz Torek成功施行世界首例胸段食管癌切除术,但采用橡胶管将食管残端与胃连接置放患者体外。1933年日本Oshawa报道首例一期经胸食管切除术和食管胃吻合术,但当时术后死亡率高达50%。1937年和1938年美国波士顿的Marshall和芝加哥的Adams分别独立报道了首例经胸食管胃吻合术。在这一时期,Sweet和Belsey提倡的左侧开胸一直是最主要的手术入路。1946年Ivor Lewis提出食管癌两切口手术。1976年英国Darlington的McKeown首次提出三切口食管切除术。关于广泛2野或3野淋巴结清扫术始于日本。1940年北京协和医院吴英凯完成我国首例食管癌根治术。

21世纪以来,随着腔镜技术在胸外科广泛应用,微创食管切除术(MIE)发展迅速。美国匹兹堡James Luketich将胸腹腔食管癌微创手术进行梳理及规范,开发和推广全腔镜MIE,自此,标准化食管癌微创手术在世界范围推广。

1994年北大人民医院王俊、北部战区总医院曲家骐首先在国内开展食管疾病腔镜手术,但其后几年因各种原因微创食管外科发展比较缓慢。直到1998年浙江省台州医院朱成楚报告全腔镜MIE。随后首都医科大学附属北京朝阳医院李辉、复旦大学附属中山医院谭黎杰、四川大学华西医院王允、北大肿瘤医院陈克能等对食管癌的胸腔镜手术进行了一系列有益的探索及优化，为推动此项技术做出了积极贡献。食管癌腔镜手术迎来了一个新高潮。

二、适应证及禁忌证

（一）适应证

（1）一期和二期食管癌患者。

（2）三期食管癌患者肿瘤浸及食管全层伴淋巴结转移，行新辅助放化疗后可行该手术。

（3）T4a累及心包、胸膜或横隔膜肿瘤可切除。

（4）可疑累及周围器官但未明确cT4b（胸段食管癌）：新辅助同步放化疗（多学科MDT评价新辅助治疗后手术可能性，如能根治性切除，可考虑该手术）。

（二）禁忌证

（1）cT4b肿瘤累及心脏、大血管、气管或邻近器官（包括肝、胰和脾脏）。

（2）多站或多个淋巴结转移患者应被认为不可

切除。

（3）合并严重内科合并症，如慢阻肺、冠心病、肝肾功能不全等不能耐受手术。

三、操作流程

（一）术前准备

术前首先应进行肿瘤分期，评估可切除性，包括上消化道造影、胸部增强CT及PET-CT。还应进行身体状况全面评估，确定可否耐受手术，包括心、肺、肝、肾、脑等功能检查及血液生化、肿瘤标记物等检查。

术前调试好腔镜仪器，准备好腔镜手术器械。同时常规备好开胸手术器械等。

（二）麻醉选择

静脉全麻，双腔气管插管。

（三）体位与切口

（1）胸部一般采用经右胸入路。患者左侧卧位。腋中线前方第7或第8肋间的10 mm操作孔用于放置胸腔镜；腋后线第8或第9肋间10 mm操作孔用于术者右手操作；腋前线第4肋间10 mm操作孔用于使用扇形拉钩向前方牵拉右肺以便于暴露食管；肩胛角前方5 mm操作孔用于术者左手操作；最后一个操作孔位于腋前线第

6肋间用于吸引器和放置吻合器。

（2）腹部病人仰卧位。采用开放技术制作第一个孔，其余5孔皆在腹腔镜直视下完成。

（3）颈部可选择左侧胸锁乳突肌前缘切口。

(四) 手术步骤

1. 两切口术式（Ivor Lewis 术式）

两切口术式适用于食管下段癌。微创 Ivor Lewis 食管切除术优势在于避免颈部切口，因此降低了喉返神经损伤可能性。此外吻合口张力较小，管状胃血运好，进而减少吻合口瘘发生率。手术顺序通常是先腹部，再胸部。

（1）腹腔部分：

①检查腹膜及肝脏除外转移灶后，打开肝胃网膜囊。确认胃左动脉根部，检查其周围淋巴结。清除所有可疑肿大淋巴结。

②分离右侧膈肌脚，游离食管侧面。进行胃前面和上部分离，游离食管裂孔前方，并转向左侧膈肌脚，游离胃底。为保证腹腔操作过程良好气腹状态，在完成腹腔镜手术前避免完全切断膈食管韧带。

③通过完全游离右侧膈肌脚下方打开食管后方，然

后游离胃大弯侧血管（胃结肠血管）。轻轻牵拉胃窦部，在大网膜囊上打开一个小口进入网膜囊处理胃网膜血管，但要注意保护胃网膜右血管。游离沿着胃大弯侧进行直至胃网膜血管弓边缘。游离胃短血管采用超声刀。有时对直径较大血管也可采用血管夹处理。

④随着胃大弯侧血管游离，胃底被牵向肝脏一侧，暴露胃后壁结构，继续游离至胃左动脉和静脉，向上游离至食管裂孔，使胃底和末端食管完全游离。继续小心向幽门区域游离。胃网膜血管弓或胃十二指肠动脉损伤将致胃血供障碍以至无法作为食管替代物。胃窦后部和十二指肠周围严重粘连必须彻底分离，以保证胃充分游离。

⑤当胃游离达右侧膈肌脚且胃无张力时，幽门部游离即可完成。一旦胃完全游离，用内镜切割缝合器处理胃左动静脉，但应注意尽量靠近胃小弯侧根部，并清扫周围淋巴结。胃左血管处理完毕后，末端食管、胃底以及胃窦部便彻底游离了。

⑥可先制作管状胃，优点是在将管状胃提到胸腔前有充分时间评估其血运。制作管状胃第一个切割缝合器应采用白色血管钉仓横跨胃小弯血管（但不要在胃窦

上)。内镜切割缝合器方向应平行于大弯侧胃网膜血管弓。这时使用4.8 mm钉仓跨过胃窦，最终制作一个5~6 cm宽的管状胃。采用内镜缝合装置将管状胃最高点与拟切除标本缝合连接，通过缝线保持管状胃的正确方向以便上提到胸腔后不会发生扭转。

⑦完成全部腹腔操作前，分离膈食管膜。评估膈肌脚是否需缝合以防术后膈疝。

(2) 胸腔部分：

①先游离下肺韧带至下肺静脉水平，在下肺静脉前向前方清扫隆突下淋巴结，要辨清右主支气管膜部以免误伤。随着隆突下淋巴结清除，左主支气管清晰可见。

②于肺门处打开纵隔胸膜至奇静脉弓水平，游离奇静脉弓并用内镜切割缝合器将其切断。将食管套带以便牵引和暴露。继续游离食管后壁和侧壁。对任何可疑为胸导管的组织或主动脉-食管血管在使用超声刀离断前要用血管夹夹闭。食管侧面游离要从奇静脉到GEJ，游离最深处可达对侧胸膜。

③食管全周游离完毕后，将拟切除胃食管组织连同管状胃拉至胸腔。特别要保证管状胃的方向，其标志是钉合的一侧朝向侧胸壁。剪断其间缝线，将拟切除组织

牵向前上方，游离其余食管和纵隔间结缔组织。在奇静脉弓水平以上游离食管，游离层面应紧贴食管壁，以免损伤喉返神经。

④在食管拟切除平面切断食管，取出手术标本并送快速冰冻确认食管切缘。于食管断端行荷包缝合，将端端吻合器钉砧放入食管断端，收紧并结扎荷包线。

⑤将管状胃牵至胸膜顶水平，于管状胃最高点采用超声刀切开胃壁全层。通过后下操作孔将吻合器机身置入管状胃内，于管状胃大弯侧将吻合器顶端戳出并与钉砧对接。击发前，仔细确认胸腔胃的大小。常见错误是为减小吻合口张力而将残胃过多提入胸腔，形成膈肌上方残胃折叠扭曲（呈S形），造成明显胃排空障碍。

⑥击发吻合器，完成胃食管吻合。管状胃顶部以及切开部分用内镜切开缝合器切除并关闭。放置胸腔引流管。管状胃与膈肌脚之间潜在的间隙采用间断缝合关闭以预防术后膈疝。切口上下的肋间神经处注射长效镇痛药。胸腔镜直视下将胃管放置到吻合口以下。

⑦如果病人膈肌位置较高，影响术野显露，可在膈肌中心腱部位缝合牵引线，在前胸壁膈肌水平做一个1 mm切口将牵引线迁出并将膈肌向下牵拉以便暴露膈肌裂孔

和胃食管交界处。

2.三切口术式

三切口术式适用于食管中上段癌。相比 Ivor Lewis 术，三切口术式可获安全切缘和更易清扫颈部淋巴结，但吻合口瘘发生率高于胸内吻合。手术顺序常先胸部，后腹部和颈部。其中胸部和腹部的手术步骤同 Ivor Lewis 手术。

颈部手术步骤：

沿左胸锁乳突肌内侧缘切口，分离颈部带状肌群暴露下方甲状腺。向右侧暴露甲状腺和气管，暴露颈动脉鞘。可见甲状腺中静脉，予以结扎，增加术野暴露。沿着颈动脉鞘和椎前筋膜内侧解剖平面向后，可见胸顶手术操作痕迹。可用手指或食管带自脊柱前方和气管后方游离食管。应格外小心喉返神经，因胸部淋巴结清扫使神经骨骼化从而缺乏周围组织保护。颈部食管可自距离肿瘤足够距离后予以切断。打开颈部食管予以丝线固定。将食管远端残端关闭并予以胸腔牵引管固定。将食管标本连同胸管远端一并自腹部牵出。管状胃经胸骨后或纵隔拉至颈部准备行胃食管吻合术。

食管胃吻合术可采用手工吻合或圆形吻合器进行

端-侧吻合，或采用直线切割缝合器进行侧-侧吻合（也称三角吻合）。吻合完毕，放置橡皮片引流条或乳胶引流管，然后分层关闭颈部肌肉和皮肤。

3.机器人术式

机器人技术应用克服了腔镜的不足。可提供更高清晰度立体视觉和器械设备足够空间，允许在一个操作空间进行精确解剖。详见CACA指南《机器人外科》。

(五) 术后管理

(1) 保留胃管直到术后第6天或第7天。

(2) 术后第2天开始从空肠营养管注食并于术后第3天达到目标量。

(3) 对所有的患者均需预防深静脉血栓，使用肝素和连续加压装置，并鼓励早期下床活动。

(4) 术后第6天或7天吞钡检查，如钡剂能顺利通过无外瘘，可进流质饮食。

(5) 术后4~5天常规进行食管钡餐造影，如果没有发现吻合口瘘，可以拔除胸腔闭式引流管，开始清流饮食。

四、术后并发症

(1) 出血：必要时及时中转开胸彻底止血。

(2)术后肺不张、肺炎：进行雾化吸入及抗感染治疗，鼓励咳嗽，必要时可以气管镜吸痰。

(3)其他：气管膜部穿孔，多须中转开胸，妥善修补，外覆周围组织加固。胸腔镜食管切除术后胸腔感染、吻合口瘘、吻合口梗阻及食管替代物功能障碍等并发症，处理方法同常规开胸食管手术。

五、技术要领和注意事项

(1)术前评估一定要行CT、EUS和PET检查。术日手术台上内镜检查确定肿瘤范围很必要。

(2)术中仔细保护胃网膜动脉非常重要，在游离胃过程中不要损伤血管弓。

(3)胃及幽门充分游离很必要。全部游离后幽门部应达右侧膈肌脚水平。

(4)在离断胃左动脉与静脉前应清扫所有腹腔淋巴结。

(5)为避免管状胃上提至胸腔后不扭转，在腹腔操作过程中保证管状胃正确方向。

(6)胸部切除范围应包括心包、对侧胸膜及主动脉-胸导管。不建议常规切除胸导管。

(7)游离奇静脉弓平面以上，注意紧贴食管壁游离以免损伤喉返神经。

（8）在保证吻合口无张力前提下避免将残胃过多提入胸腔。

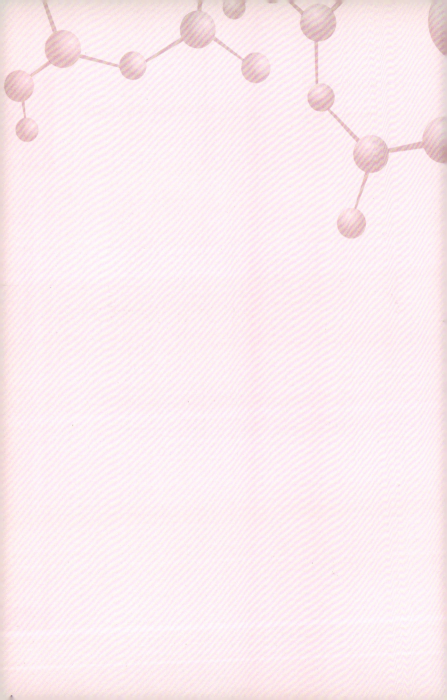

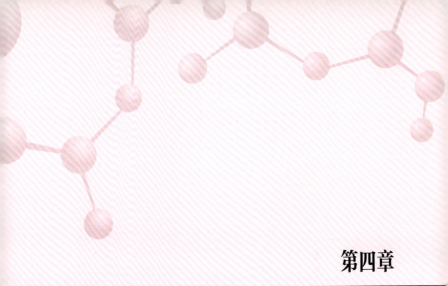

第四章

胸腔镜纵隔手术

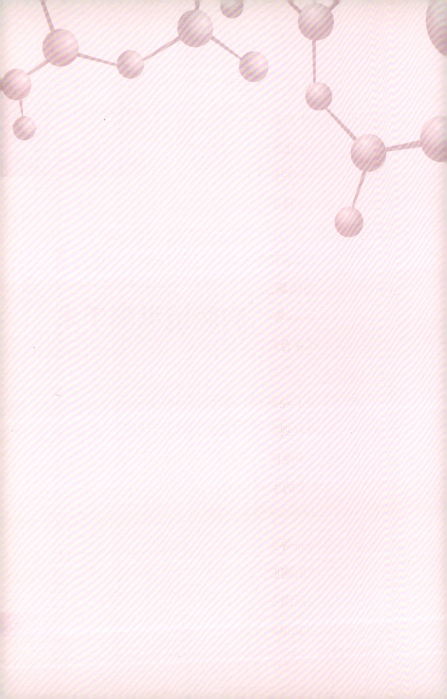

一、历史沿革

近年,外科手术技术的革新使得胸腺切除术等纵隔部位手术的入路快速发展,以胸腔镜手术、机器人辅助胸腔镜手术、3D胸腔镜手术、荧光腔镜手术等一系列为代表的胸部微创外科手术技术在纵隔部位手术中取得了广泛应用。1992年,Lewis等报道全球首例胸腔镜下的纵隔支气管源性囊肿切除手术。同年,Landreneau等报道全球首例经肋间胸腔镜下的前纵隔肿瘤切除手术。1993年,Coosemans等报道腔镜下胸腺切除手术,单独应用腔镜技术或联合经颈部切口的成功案例逐渐增加。此后,越来越多纵隔部位手术采用微创术式。1999年,Kido等率先开展了经剑突下入路的纵隔肿瘤切除手术。2012年,Suda等对剑突下入路的手术方式进行进一步的改良,随后剑突下纵隔肿瘤切除手术逐渐发展成为胸外科领域的一种重要的手术入路。进入2000年,机器人辅助胸腔镜微创外科手术在胸外科领域首次报道应用。随后2003年,Ashton等为一例重症肌无力患者采用了世界上首例机器人辅助胸腔镜下的胸腺切除术。从此,胸部微创技术的应用范围不断扩大,首先是对良性纵隔病变的治疗,其中包括纵隔良性囊肿、纵隔神经源性肿瘤、胸腺增生再到胸腺瘤、胸腺癌等纵隔恶性肿瘤，而对纵隔恶性肿瘤的应用相对保守，原因在对于肿瘤操作包膜破裂和不完整切除的担忧。

1992年，胸腔镜手术在我国如同"雨后春笋"般发展起来，北大人民医院王俊教授在中国最早系统开展电视胸腔镜手术，其中包括全国首例胸腔镜纵隔肿瘤切除手术，1994年，率先报道国内首例全腔镜下胸腺切除术。此后，胸腔镜手术、机器人辅助胸腔镜手术、3D胸腔镜手术、荧光胸腔镜手术等一系列胸部微创外科新技术针对国人的纵隔肿瘤治疗同样得到了广泛的应用。胸腔镜手术技术以及机器人辅助胸腔镜手术技术日臻成熟，两者与传统开胸术间优势对比逐渐成为研究热点。

纵隔肿瘤最常见是胸腺瘤或胸腺癌，因此，多数开展纵隔手术对照研究均为胸腺切除术。2008年，Florian等汇总2003-2007年胸腔镜、机器人辅助胸腔镜手术与传统开胸胸腺手术文献：3种术式平均手术时间分别为159.4 min、123 min和158.5 min，术后平均住院时间分别为2.65天、2.6天和10.3天，同时，前两种微创技术较开胸手术出血量少、术后疼痛轻。2019年，Katie等纳入18项临床研究，包括：566例胸腔镜胸腺切除手术、776例辅助胸腔镜胸腺切除手术以及2872例传统开胸胸腺切除手术。微创手术创伤更小、术后恢复更快，且与开放手术具有相同水平的术后并发症和围术期死亡率，尽管机器人辅助胸腔镜手术价格昂贵、所需手术时间较长，但能为外科医生带来技术上的优势，诸如：自动控制三维摄像机，内置震颤过滤器和辅助仪器等。

能否根治性切除、肿瘤分期及组织学类型并列为胸腺肿瘤三大预后因素，目前认为：胸腺肿瘤恶性程度相对较低，极有可能通过根治性外科手术切除获得治愈。标准胸腺肿瘤微创手术必须遵循与开放手术相同的外科学和肿瘤学治疗原则。微创胸腺手术主要被用于早期肿瘤的外科治疗，目前公认为UICC Ⅰ期或与之对应的Masaoka-Koga分期系统中的Ⅰ-Ⅱ期，而目前多数关于微创胸腺切除手术可行性和安全性的临床研究也是基于上述分期的肿瘤患者。对具外科切除可能性的心包局部侵犯或邻近肺组织局限性受侵的部分UICC Ⅱ-Ⅲa期肿瘤，具有成熟经验的治疗中心同样可尝试进行微创下完全肿瘤切除。对肿瘤大小，目前尚无定论阐释微创手术的边界。通常认为肿瘤最大径小于等于5 cm胸腺肿瘤采用微创手术径路安全可行，但随着微创技术进步，有研究显示肿瘤最大径大于5 cm胸腺肿瘤，其术中中转开胸的主要原因是肿瘤侵犯心脏大血管，而非肿瘤大小所致，同时，微创手术可获得与开放手术相近的肿瘤学治疗效果。

ChART近年来通过多中心的研究，为世界胸腺肿瘤领域带来了不少有价值的研究，2020年，ChART基于907名Ⅰ-Ⅲa期胸腺肿瘤患者长期随访数据，建立了国际首个胸腺肿瘤的术后复发预测模型，为不同复发风险的患者提供个体化的长期随访建议，以便于患者合理化术后随访检查。同时，这一研究结果有望改变国际上关于胸腺肿瘤领域的诊疗指南，为今后术后辅助治疗临床试验设计，尤其入组对象选择和辅助治疗方式选择等提供重要理论基础。

二、技术原理

（一）主要原理概述

胸腔镜本质上是内镜的一种技术延伸，电视内镜技术的发展促成了电视胸腔镜手术的诞生，为传统的胸外科注入了新的活力。电视胸腔镜前端带有微型摄像头及导光束，利用镜体前端的光源提供照明，将镜头插入胸腔内，运用数字摄像技术使镜头拍摄到的图像，通过光导纤维传导至信号处理系统，并且实时显示在专用显示器上。进而医生能够通过观察屏幕上显示手术视野，运用特殊器械进行精细、有计划的手术操作。

（二）胸腔镜纵隔肿瘤切除术与传统手术的异同

胸腔镜纵隔肿瘤切除手术与传统开放手术在治疗疾病、切除病灶原则上一致，两者互相补充。相比传统开胸手术，胸腔镜的主要优势在于其可通过成像技术将胸腔内景象清晰投射到外界显示屏上，借助视频放大作用，可更好地辨别解剖结构，操作更加精细。同时，利于手术质控、术者回顾以及教学活动。微创外科手术具有手术创伤小、术后疼痛轻、术后恢复快等优点，但是，微创外科手术前提仍是能完整切除肿瘤，同时避免不必要的重要组织结构损伤。

三、适应证

胸腔镜手术视野清楚，手术范围涉及纵隔各个部位，绝大多数纵隔良性肿瘤的切除可经胸腔镜完成，特别是后纵隔神经源性肿瘤和中纵隔囊肿，一般无大供应血管，包膜厚，与周围组织容易分离。对恶性肿瘤，胸腔镜多处活检可明确诊断并确定肿瘤分期，以指导后续治疗。对术前未能明确诊断恶性肿瘤，术中应根据肿瘤具体情况决定术式，若肿瘤较小，且无明显外侵，可行肿瘤根治性切除，术后辅助放化疗；如肿瘤外侵明显，与纵隔内重要器官关系密切，则可酌情行肿瘤部分切除或活检术，以改善患者术后生活质量并指导下一步治疗。

（一）诊断性胸腔镜纵隔手术适应证

（1）可疑恶性淋巴瘤：治疗前可获细胞学诊断和分型，以决定放疗或化疗。

（2）无法手术纵隔肿瘤活检：可获明确病理诊断。

（二）治疗性胸腔镜纵隔手术适应证

1.纵隔良性肿瘤

（1）纵隔神经源性肿瘤（部分位于椎管内的哑铃形肿瘤除外）。

（2）胸腺瘤或胸腺癌，外侵不明显者。

（3）纵隔其他肿瘤：如畸胎瘤、肠源性囊肿、支气管囊肿、心包囊肿等。

2.重症肌无力合并胸腺增生或胸腺瘤者

3.乳糜胸

自发性和继发性。

四、操作流程

（一）术前准备

（1）术前检验检查：在进行胸腔镜纵隔肿瘤手术

前，需对患者进行全面检查，包括胸片心电图、血尿便常规、生化、凝血功能、感染指标等排除手术禁忌证。特别强调胸部CT的检查，胸部CT可以明确病变基本情况，包括肿瘤部位，大小，边界，质地，与周围组织的关系，如胸壁，膈肌，纵隔大血管，膈神经，喉返神经等，对手术安全性评估至关重要。高龄患者常合并糖尿病、冠心病、血栓栓塞性疾病等增加术后心脑肺肾并发症的高危因素，因此术前应根据身体状况、既往疾病等增加超声心动图、下肢血管多普勒超声等相关检查。同时积极控制基础疾病，并加以合理训练指导，以达到最佳心肺功能和心理状态。

（2）麻醉：术前由麻醉医生对患者全身麻醉前评估，完成后开始实施手术。

（3）器械准备：包括超高清胸腔镜、光源、图像采集和显示系统。胸腔镜手术器械包括切口保护套、电钩、内镜分离钳和剪刀、内镜持针器、推结器、胸腔镜吸引器、胸腔镜侧角血管阻断钳、胸腔镜叶间裂分离钳、胸腔镜淋巴结清扫钳、内镜缝合切开器、连发钛夹、Hem-o-lok等。

（4）患者常规体位

①前纵隔肿瘤手术病人通常为后倾15°~30°的半侧卧位，胸腔镜自右6、7肋间腋后线置入，操作孔2~3个，根据病变部位而定。

②中纵隔肿瘤手术病人取侧卧位，胸腔镜切口位于腋中线第6、7肋间，2个操作套管分别位于腋前线和腋后线上。

③后纵隔肿瘤手术病人取侧卧位并适当前倾15°，胸腔镜套管置于腋前线第5、6肋间，操作套管2~3个，根据病变部位而定。

（5）术者站位：一般主刀与助手分列于患者两侧，扶镜手一般位于患者腿侧，具体站位需根据患者的左右侧及手术要求灵活变换。

（二）中纵隔肿瘤切除术

中纵隔肿物多为囊肿，最常见是支气管源性囊肿，简称支气管囊肿，又和食管囊肿合称前肠囊肿，是胚胎发育过程中原始前肠上皮与气管支气管树分离、游走到其他部位发育成的囊肿，常见于气道周围，也可移行到肺组织内及胸腔内任何部位，但以气管和隆突周围最常见。其他中纵隔肿物还包括心包囊肿，以及相对少见的肿大的淋巴结、淋巴管源性肿瘤等。肿大淋巴结切除可参考肺癌手术章节淋巴结清扫部分。

中纵隔囊肿多为良性，一般无明显症状，但囊肿可逐渐增大压迫相应纵隔器官。以支气管囊肿为例，巨大的支气管囊肿会造成新生儿的呼吸窘迫，较小囊肿可无症状到成人阶段，由于支气管囊肿可缓慢生长而压迫气道、食管，可以感染，甚至破溃入周围结构，部分成年患者可出现相应症状。因此，所有纵隔囊肿一经发现，原则上首选手术切除。术前最重要检查是增强CT，可明确囊肿大小、位置、解剖毗邻。中纵隔囊肿多可经胸腔镜完整切除，是胸腔镜手术很好适应证。

1.手术方法

（1）麻醉和体位：同常规肺部手术。

（2）切口：探查切口位于腋中线第6或7肋间，操作孔位于腋前线3~5肋间，和肩胛下角线7~9肋间，根据囊肿位置的高低决定操作孔的位置。

（3）手术步骤：经探查切口置入胸腔镜并探查肿瘤位置。囊肿的镜下定位一般较容易，镜下见囊肿多呈淡粉色或淡蓝色，包膜完整，境界清楚。囊肿的来源多不易确定，术中可通过小心解剖其蒂部以帮助诊断，但有的仍需要术后病理进行鉴别。囊肿可能与周围组织（如肺脏、胸壁等）存在粘连，手术时优先予以分离。沿囊肿表面纵行切开纵隔胸膜，以电钩和吸引器钝锐性相结合沿包膜下仔细地剥离肿瘤。分离过程中对于较小的滋养血管，可直接以电钩处理。对于较大的滋养血管，为避免大出血，须以Ligasure处理或钛夹夹闭后剪断。对于较小的囊肿，应争取完整摘除囊肿；肿物巨大而严重影响手术视野及手术操作时，可考虑刺破囊肿排出部分囊液，以方便显露和手术摘除。最后，将完整切除之肿瘤组织装入灭菌标本袋中，经胸壁切口取出体外，尽量避免肿瘤组织污染胸腔。

2.术中注意事项

术中游离囊肿时要注意尽量避免刺破囊壁，保证囊肿具有一定的张力，会有助于囊肿的游离。但当囊肿巨大而影响手术视野及操作，尤其是妨碍解剖囊肿蒂部时，可考虑刺破囊肿排出部分囊液，以方便显露和手术摘除。尽管囊肿绝大多数为良性，但行减压处理时仍应积极避免囊液外渗，及时以吸引器将囊液吸净，以减少感染播散或肿瘤种植转移的可能。从胸腔内取出标本后再以蒸馏水浸泡胸腔。囊肿切除过程中无论囊肿破裂与否，均应力争将囊壁及蒂部完全切除，以避免术后复发。如手术过程中发现囊肿壁与周围重要组织有紧密粘连，分离有较大困难时，亦不必强求完整剥离，可保留小部分囊壁，但必须用电凝、氩气刀或激光灯烧灼破坏残存的囊壁结构，破坏其上皮结构和功能，以减少术后复发的机会。

(三) 后纵隔肿瘤切除术

神经源性肿瘤为最常见原发性后纵隔肿瘤，绝大多数发生于后纵隔脊柱旁沟处，少数可部分发生在椎间孔内，使肿瘤呈哑铃状生长。病理上良性占多数，包括神经鞘瘤、神经纤维瘤和节细胞神经瘤，恶性的有恶性神经鞘瘤（神经性肉瘤）、节神经母细胞瘤和交感神经母细胞瘤。较少见有从副神经节发生的良、恶性嗜铬细胞瘤，能分泌肾上腺素，临床呈波动较大高血压。肿瘤好发于青、中年，儿童多见于节细胞神经瘤和节神经母细胞瘤。多发的神经纤维瘤，除纵隔外，可见于其他神经，同时伴多发皮肤结节、紫斑及骨改变，称为神经纤维瘤病。

后纵隔肿瘤术前仔细阅读CT或MRI片，了解肿瘤包膜是否完整、与周围组织的关系、是否侵入椎管等。由于后纵隔内的器官单一，肿瘤所在脊柱旁沟空间人，十分便于胸腔镜操作,且后纵隔肿瘤通常质韧坚实,不易破碎,肿瘤血供不丰富,术中出血少,因此胸腔镜手术非常适用于后纵隔肿瘤的切除。一般认为,直径小于5 cm,无明显外侵的后纵隔肿瘤可经胸腔镜手术完整切除。手术一般采用三个切口即可完成,根据肿瘤的部位调整套管的位置。对于瘤体过大的肿瘤,可能因为切除后无法取出而需要附加小切口以完成手术。若考虑为恶性肿瘤或肿瘤巨大或椎管内的哑铃形肿瘤,则不建议行胸腔镜手术。

1.手术方法

(1)麻醉和体位:麻醉同前,患者取健侧卧位并适当前倾15°。

(2)切口:胸腔镜观察孔置腋中线偏前方第5、6肋间,操作孔2~3个,据病变部位而定。

(3)手术步骤:置入胸腔镜,仔细探查纵隔腔,找到肿瘤,神经源性肿瘤多为实性,表面光滑,有坚韧包膜。对肿瘤解剖先沿包膜外进行,以电钩、吸引器等相结合钝、锐性分离肿瘤。粘连紧密时可用"花生米"推压以协助显露,直至将肿瘤完整摘除。分离过程中如遇较大滋养血管则以电凝及钛夹相结合处理。肿瘤多有一明显蒂部，若内部有滋养血管，须用钛夹夹闭后再电凝切断。最后，将完整切除之肿瘤组织装入灭菌标本袋中，经胸壁切口取出体外，尽量避免肿瘤组织污染胸腔。

2.手术并发症

如肿瘤蒂部与星状神经节接近，则过度使用电刀可致星状神经节损伤，增加术后Horner综合征等并发症发生率，此时应在钛夹夹闭基础上用剪刀剪断。如为起源于胸交感神经链的神经源性肿瘤，要完整切除肿瘤必须切断交感神经链，根据切断节段高低的不同，会出现术侧头面部无汗或手部无汗以及随之出现的代偿性多汗等并发症。如术中发现肿瘤呈哑铃形，经椎间孔向椎管内生长，分离肿瘤时易损伤神经根或脊髓，且难以完整切除肿瘤的椎管内部分，此时应果断地中转开胸手术处理。

（四）胸腺切除术

胸腺分左右两叶，总体呈H形。位于胸骨后，心包大血管前方。其上极可达颈部，通过甲状腺胸腺韧带与甲状腺相连，下极附于心包表面与心包脂肪垫相接。偶尔其上极可经左无名静脉的后方上行。胸腺的动脉来源于两侧的乳内动脉，上方的甲状腺下动脉及下方的心包膈动脉；胸腺静脉可为一支或分为数支，回流入左无名静脉。胸腺上中部分与左右膈神经相毗邻。

胸腺疾病主要包括胸腺肿瘤、胸腺囊肿、胸腺增生等。胸腺肿瘤、胸腺囊肿由于占位效应，性质不确定，且可能引起重症肌无力等情况，一经发现均需手术治疗。胸腺增生若合并重症肌无力也需手术治疗。

由于胸腺解剖位置的特殊性，同时病变具体位置及其与周围结构关系不同，胸腺切除术入路多样。包括颈部切口、胸骨部分劈开切口、胸骨正中切口、颈部加胸骨劈开切口、电视胸腔镜手术等。胸骨正中切口对前纵隔暴露最佳，但手术创伤大。颈部切口创伤较小，但对前纵隔暴露差。电视胸腔镜手术（VATS）综合了胸骨正中切口良好暴露和颈部切口创伤小的优点，可作为首选术式。

电视胸腔镜下胸腺切除术多经右胸入路进行。经右胸入路时可减轻心脏主体部分对手术的干扰，同时沿着上腔静脉可以较容易地找到左无名静脉，降低无名血管损伤的概率。若胸腺病变明显偏向左侧胸腔时可选择经左胸入路手术。

与胸骨正中切口胸腺切除术相比，胸腔镜胸腺切除术具有住院时间短、疼痛轻、美观等优势，同时手术的效果及并发症发生率均与胸骨正中切口手术相当。

1.手术方法

（1）麻醉：静脉复合麻醉，双腔气管插管，术中单肺通气。

（2）体位：仰卧位，以肿瘤凸向的一侧为手术侧垫高30°左右，一般偏向右侧或者位置居中的肿瘤，采用右侧胸腔入路，对于稍偏向左方，但较小的肿瘤，也可采用右侧胸腔入路。对于明显偏左的较大胸腺瘤，则采用左侧胸腔入路。因右侧入路多见，以右侧入路为例进行阐述。右上肢固定于头架上，左上肢外展置于托手架上。

（3）切口：一般采用3个切口，3个胸腔镜手术切口位置如下：观察孔位于第5肋间腋中线，2个操作切口分别位于第3肋间腋前线和第5肋间腋前线（女性位于乳腺下皱襞）。第5肋间腋前线切口适当扩大至2.5~3 cm，以方便牵引和标本取出。

（4）手术步骤：右肺自然塌陷，手术开始前于胸腔镜下进一步评估肿瘤的侵袭性，确保腔镜切除的可行性。巨大胸腺瘤胸腔镜手术最担心的是其与无名静脉关系，因为瘤体遮挡常会造成胸腺上极附近显露困难。首先，自胸腺下极开始，后侧沿膈神经前方，前侧沿乳内血管外侧切开纵隔胸膜，上方沿乳内血管下方将胸膜切开与胸骨后胸膜切开汇合。接下来进行胸腺组织的游离，从右下极开始，提起胸腺右叶下极，使用电凝钩或超声刀，沿心包表面进行解剖，游离。钝、锐性结合将胸腺组织与心包、胸骨分开。再以吸引器头或纱布球（"花生米"）推开对侧纵隔胸膜，游离左侧胸腺下极。向上显露胸腺峡部，此时可显示出左无名静脉胸腺分支——胸腺静脉，用内镜钛钉夹闭后切断，对于较细的分支，可以电凝或超声刀直接烧断。于近右侧乳内血管起始处，及相邻上腔静脉表面向左侧游离，暴露左无名静脉起始部及胸腺右叶上极。分离胸腺上极时先将胸腺上极表面筋膜打开，然后向下牵拉胸腺，可将上极钝性分离，如遇上极存在血管供应，则应电凝切断。向后下方向牵拉胸腺右叶下极，继续游离胸腺上极与胸骨间间隙，至左叶上极，同样方法切断左叶上极，游离左叶上极时注意辨认和保护左侧膈神经。完整切除胸腺组织和肿瘤。将切除的胸腺及肿瘤放入无菌标本袋中取出胸腔。如肿瘤较大时，因瘤体遮挡造成操作显露困难，可先行切除肿瘤，再行胸腺切除。

经左胸入路胸腺切除的麻醉、体位、手术切口与经右胸入路相同。由于经左侧观察纵隔的解剖与经右胸观察不同，因此在手术中其操作也存在一定差异。通常首先经左侧胸廓内血管内缘切开纵隔胸膜，游离胸骨后间隙，至右侧纵隔胸膜。然后沿左侧膈神经前方游离。从左入路手术时左无名静脉包埋在前上纵隔脂肪软组织内，并被盖在胸腺的上后方，应特别警惕损伤左无名静脉。将胸腺往下牵拉，于左上纵隔左乳内静脉与膈神经之间的夹角部切入，巡乳内静脉向深面解剖出左无名静脉远心端，继续沿左无名静脉前面解剖，注意其下方的胸腺静脉。在无名静脉浅面游离左侧胸腺的前方和后方，游离出胸腺左上极。继续在左无名静脉浅面游离，直至胸腺右上极，此时注意右侧乳内血管，避免损伤。

2.术中注意事项

（1）预防出血：由于胸腺周围血管较多，且均为粗大的血管，损伤后可引起大出血，甚至需立即中转开胸止血。因此预防血管损伤很重要。

术者要有丰富的开胸和胸腔镜手术经验，对纵隔的解剖分布应非常熟悉。术中操作要认真、仔细、准确，解剖层次清楚。应在良好的视野下进行操作，最好避免在视野不清或暴露不佳的情况下操作。

（2）避免神经损伤：膈神经的保护非常重要。胸腺中上分与两侧膈神经较接近，在打开膈神经前纵隔胸膜时应离开膈神经一定距离，避免损伤膈神经，特别是能量器械的热损伤。

（3）避免过度压迫心脏：手术中为暴露解剖部位，可能对心脏造成压迫，特别是在经左胸入路。应尽可能调整牵拉角度，避免该情况发生。若确需压迫心脏帮助显露，应告知麻醉医师注意观察心率、血压，同时术者应尽量缩短压迫时间。

（4）侵袭性胸腺瘤：部分侵袭性胸腺瘤可在胸腔镜下完成手术，如侵及心包，可做部分心包切除。若侵犯大血管，则需中转开胸手术。

（五）胸腔镜胸腺扩大切除术

胸腺扩大切除术用于治疗伴有重症肌无力的各种胸腺疾病。尽管重症肌无力病因不明，但多项研究表明胸腺与其临床病理过程关系密切。胸腺异常在重症肌无力患者中很常见，10%~15%的重症肌无力患者合并有胸腺瘤，约70%重症肌无力患者合并有胸腺增生。胸腺与重症肌无力关系密切，为胸腺切除治疗重症肌无力提供了理论依据。自1939年Blalock报道1例21岁重症肌无力女性患者经胸腺切除症状缓解后，胸腺扩大切除术已成为目前公认有效治疗重症肌无力的首选方法，其有效率可达70%~90%。

由于胸腺发育过程中复杂的迁移方式，导致了异位胸腺广泛分布。可能分布于甲状腺后、颈部脂肪、无名静脉后、心包前脂肪、肺门、肺实质、主-肺动脉窗、两侧膈神经附近等。因此理论上完全清除异位胸腺组织是外科技术很难达到的，所谓扩大切除都是相对的。对于胸腺扩大切除术的方式和切除范围一直以来存有争议，目前多数学者认为从颈根到膈上均有可能存在异位胸腺，因此胸腺切除手术能否达到理想的疗效在于手术是否能完整切除胸腺和尽量彻底清除各部脂肪组织内的异位胸腺。具体而言，胸腺扩大切除术包括双侧膈神经间从胸腺到剑突的脂肪的整块切除，包括无名静脉、甲状腺、心包周围的脂肪及颈部的异位组织。1995年Yim等率先报道采用电视胸腔镜（VATS）胸腺切除治疗重症肌无力后，该术式逐渐得到推广。电视胸腔镜胸腺扩大切除术多经右胸入路进行。若胸腺病变明显偏向左侧胸腔时，可选择经左胸入路手术。

1.手术方法

（1）麻醉、体位及切口设计：同前述胸腺切除术的麻醉、体位及切口设计。

（2）手术步骤：胸腺完整切除部分同前述胸腺切除术手术步骤。胸腺完整切除后，继续游离右侧心膈角处心包脂肪及心脏前下方软组织。切开左侧纵隔胸膜进入左侧胸腔，用卵圆钳在心膈交界处向后推压，显露左侧心包脂肪垫，切除左心表面脂肪组织。

2.术中注意事项

重症肌无力危象是胸腔镜胸腺扩大切除术后最严重的并发症。为预防肌无力危象的发生，术前应做好针对重症肌无力患者的准备工作，如肌无力症状控制良好、抗胆碱酯酶药物用量调整合适、积极控制感染和其他并发症的治疗；术中精细操作，避免大出血和神经损伤等并发症的发生，术中严格按标准清除胸腺及前纵隔脂肪组织，缩短手术时间；术后加强呼吸机辅助呼吸，气道管理，正确抗感染治疗，术后调整抗胆碱酯酶药物用量，必要时加用激素或丙种球蛋白、镇痛等。

一旦术后出现肌无力危象,尽早气管插管呼吸机辅助呼吸,加强气道管理、吸痰、抗感染治疗。调整抗胆碱酯酶药物的用量,必要时采用激素冲击治疗,使用免疫抑制剂治疗,或者血浆置换等治疗。

五、并发症的预防和处理

随着经济的发展,人民群众对医疗质量提出了更高的要求,不但要求根治疾病,同时要求生活质量,以及降低医疗费用。这一切都使得胸外科手术并发症的防治在今天显得更加重要。与开胸纵隔切除术相比,胸腔镜纵隔切除术显示出了手术时间短、术中出血量少,且术后疼痛较轻,并发症少,恢复快等诸多优势。减少手术并发症的发生是提高胸腔镜纵隔手术质量的主要途径之一。

胸腔镜纵隔手术围手术期并发症如下。

1.麻醉并发症

(1)插管损伤:由于现代胸腔镜手术一般需要双腔气管插管单肺通气,在气管插管时若双腔气管插管较细,则易插入支气管深部,气囊充气时易损伤支气管,造成支气管膜部撕裂等并发症。所以麻醉中要根据患者的身高、性别等选用合适型号的双腔管,根据气囊压力充入适量气体。插管后用支气管镜确定插管位置。

（2）单肺通气并发症：单肺通气如发生低氧血症，可导致一系列的心肺血流动力学并发症。另外长时间单肺通气可能产生复张性肺水肿，所以选用开放性胸壁套管和尽量缩短手术时间可避免此种并发症的发生。

2.放置套管的并发症

（1）套管损伤肺实质常发生在肺与胸壁紧密粘连时或放管时用力过猛，或者刺入胸腔时没有进行对侧单肺通气。

（2）套管位置不当，特别是位置过低，可能放在膈肌下，刺伤肝、脾等腹腔器官引起更加严重的并发症。这种情况在小儿患者尤易发生。另外有膈肌抬高时（如膈神经麻痹）也应适当将腔镜孔上移。

（3）肋间神经、血管损伤常常是在放置套管时或做操作切口时发生，也可由于操作中挤压发生。神经损伤会引起术后疼痛和感觉迟钝。肋间动脉和乳内动脉的损伤必须给予处理，否则在术后发生活动性出血。这种出血可在镜下处理，一般不需中转开胸止血。

3.出血

随着胸腔镜技术的普及、胸腔镜手术相关设备的发展,纵隔手术后出血发生率相对较低。术后出血是术后二次手术的主要原因之一。术后出血原因复杂,主要包括以下几种:①巨大肿瘤广泛粘连浸润,术中剥离面广泛渗血。②血管或者创面血凝痂脱落,或术时结扎血管不牢固。③切口出血。④患者自身合并有出血性疾病及凝血机制障碍。因此,术中仔细操作、严格止血、关胸前仔细检查是预防术后胸腔出血的重要措施。对于部分术后出血,经保守治疗可避免二次手术,但需严密监测患者生命体征。保守治疗无效时应果断再次手术止血。

4.心律失常

纵隔肿瘤术后心律失常是常见合并症,手术打击、创伤、术后疼痛,电解质紊乱,低氧血症等均容易诱发心律失常。前纵隔肿瘤术中应避免过度压迫心脏,后纵隔副神经节瘤术中需减少对肿瘤的刺激,过度挤压肿瘤将造成大量儿茶酚胺类物质释放入血,引起患者血压急速升高,造成心、脑、肾等严重并发症。纵隔术后应常规心电监护,随时了解患者心电图、心律、心率、血氧饱和度等,及时发现异常。对出现心电图改变患者应分析原因,及时处理,应用抗心律失常药物时需严密观察心律等变化,严格掌握药物剂量、浓度和给药速度并观察药物的疗效和毒副作用。

5.肺栓塞

肺栓塞是由于肺动脉某一支被栓子堵塞引起的严重并发症，最常见的栓子是来自静脉系统中的血栓。当栓塞后产生严重血供障碍时，肺组织可发生坏死，即称肺梗死。肿瘤患者本身处于高凝状态，所以静脉栓子脱落造成肺动脉栓塞的发病逐渐为医生认识。术后肺栓塞患者往往是卧床起身后突发的胸闷不适，呼吸困难，早期听诊呼吸音没有特异改变，胸片亦无特殊表现，但患者主诉症状较重，血气检查肺血管床堵塞15%~20%即可出现氧分压下降，$PaO_2<80$ mmHg者发生率为88%，12%患者血氧正常。实验室检查血浆D-二聚体含量异常增高对诊断肺栓塞的敏感性在90%以上。需要注意的是，血浆D-二聚体指标是非特异性的，心肌梗死、脓毒症或几乎所有的其他全身疾病也会升高。因此，血浆D-二聚体的测定最好用于疑似肺栓塞而不合并急性周身疾病的患者。小于500 μg/L强烈提示无急性肺栓塞，有重要的排除价值。完善心超检查和CT肺血管造影检查可以协助判断肺栓塞的存在。明确有肺栓塞时需尽早抗凝溶栓处理。

6.神经损伤

胸腔镜前纵隔手术常见的神经损伤为喉返神经和膈神经损伤,后纵隔神经源性肿瘤手术时可能损伤交感神经链,哑铃型病变可能会造成椎管内神经损伤及脊髓损伤。相关的神经损伤症状包括声音嘶哑、横膈麻痹、霍纳征、肢体感觉或运动障碍,甚至截瘫等。神经损伤大多是不可逆的,恢复非常困难。

(1)行胸内甲状腺肿瘤手术,或者行胸腺瘤手术发现5、6组淋巴结明显增大考虑一并切除时,应避免损伤喉返神经。

(2)侵袭性胸腺瘤有时向一侧胸腔粘连侵犯,手术解剖过程中需仔细辨认膈神经,以免导致不必要的误伤甚至切断。

(3)后纵隔神经源性肿瘤解剖时需辨清星状神经节,损伤后将出现霍纳征。对哑铃状神经鞘肿瘤,需完善胸外科、神经外科、骨肿瘤科多学科会诊,手术计划周密,术前准备充分,根据肿瘤位置和大小决定纵隔部分和椎管内部分的处理方案。根部在椎管内的神经源性肿瘤术中避免过分牵拉瘤体,容易损伤神经根和脊髓。术中预计难以完整切除肿瘤的椎管内部分时应果断中转开胸处理。术中因损伤硬脊膜造成脑脊液漏出时，需及时修补。

7.乳糜胸

乳糜胸是胸部手术常见并发症，创伤性因素是导致乳糜胸的最常见原因之一。肺癌术后乳糜胸的发生率为0.17%~3.10%，纵隔肿物切除术后并发乳糜胸者较少见。乳糜液中主要含脂肪、胆固醇、凝血素、纤维蛋白及葡萄糖等，大量丢失常导致患者营养障碍、低蛋白血症、免疫功能低下等，严重时可危及生命。临床治疗乳糜胸的基本原则是减少淋巴液回流及生成，使瘘口局限封闭，促使愈合。保守治疗无效时果断行二次手术，将胸导管进行结扎。

第五章

胸腔镜恶性胸膜间皮瘤手术

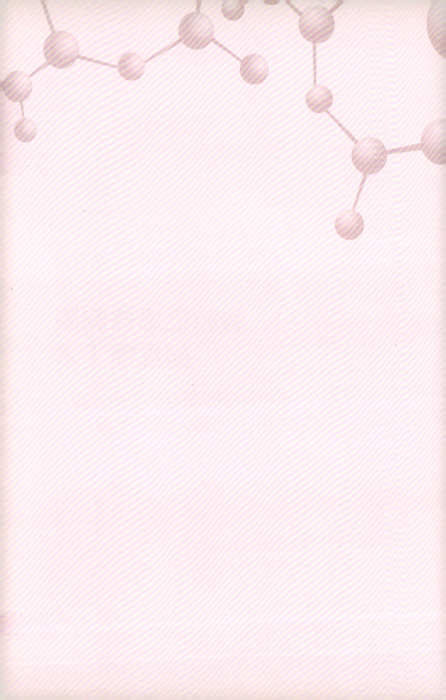

一、历史沿革

恶性胸膜间皮瘤（malignant pleural mesothelioma，MPM）起源于胸膜腔的间皮表面，是一种相对少见但具侵袭性的恶性肿瘤。常因长期吸入石棉所致，一般暴露于石棉超过20年后才会发生症状。MPM症状都不特异，包括呼吸困难、咳嗽、胸痛、乏力、发热及体重减轻。该病预后较差，患者生存时间长短取决于诊断时肿瘤累及范围、病理类型及患者对治疗的反应。MPM标准治疗是培美曲塞加铂类化疗，但约20%患者可能可以接受包括手术切除的多学科综合治疗模式，即手术-化疗-放疗三模式治疗（trimodalities treatment，TMT）。外科手术在MPM治疗中的价值一直有争议，是否能真改善患者生存情况尚不明确，目前并无高级别医学证据的前瞻性随机试验中得到证实。目前外科手术切除目标是实现肉眼下完全切除（macroscopic complete resection，MCR）。

（一）恶性胸膜间皮瘤的外科治疗

MPM的手术治疗一直认为不彻底。最激进术式胸膜外全肺切除术后的中位生存率为18个月，5年生存率为14%。即便是对早期MPM，是否手术也存争议。目前唯一一项直接比较手术与非手术随机试验是英国的MARS

研究，结果手术组不仅中位生存时间更短（14.4个月 vs 19.5个月），并发症发生率也显著高于对照组。不过这项研究同样被诟病质量并不高，因为手术组出组率较高，且对照组病理类型更好。为更好地评价手术价值，一项对比手术联合化疗与单纯化疗的3期临床试验MARS 2目前正在开展入组中，如研究最终结果仍是阴性，手术在MPM治疗中的角色将进一步被削弱。

目前，MPM外科术式一般有以下几种：

（1）胸膜外全肺切除术（extrapleural pneumonectomy，EPP），定义为整块切除壁胸膜、脏胸膜和同侧肺组织、心包和膈肌。如果肿瘤未侵犯心包和/或膈肌，可完整保留这些结构。

（2）扩大的胸膜切除/剥脱术（extended pleurectomy/decortication，EP/D），定义为切除壁胸膜和脏胸膜以移除所有肉眼可见的肿瘤，并切除心包和/或膈肌。

（3）胸膜切除/剥脱术（pleurectomy/decortication，P/D），定义为切除壁胸膜和脏胸膜以移除所有肉眼可见的肿瘤，但不切除心包和膈肌。

（4）部分胸膜切除术（partial pleurectomy，PP），当无法达到肉眼下完全切除时，部分性切除壁胸膜和/或脏胸膜，以达到诊断或缓解症状的目的。

前三种属潜在根治性手术，需由对这类操作和MPM治疗有相应能力和条件的医生和医疗中心实施。考虑手术相关并发症发生率和可能死亡率，EPP或保留肺组织P/D操作应限于术前评估为手术能完全切除所有肉眼可见肿瘤者。

EPP最早在1949年用于肺结核治疗。早期报道EPP治疗MPM的死亡率高达31%，随着经验积累和患者选择优化，在具充分专业能力的医疗中心，EPP并发症发生率和死亡率都有所下降，患者生存结局有所改善，但这些数据均来自一些回顾性大宗病例报道，证据级别不高。鉴于EPP并发症率及死亡率，后续又开发出P/D作为经仔细选择MPM的替代性MCR术式。多项回顾性研究显示，P/D术式可能可以保留肺组织，从而保留患者肺功能，提高患者生活质量，以便有更好身体状态接受后续化疗。但保留患侧肺组织给放疗造成一定障碍，因为大剂量放疗会造成严重放射性肺炎。EPP与P/D优劣，目前尚无随机试验将二者进行对比，回顾性研究显示生存结局相似。具体选择哪种手术术式，取决于外科医生的专业技术和对各种操作是否能实现MCR的判断，以及相应医疗中心的多学科治疗方案。目前一般认为患者对P/D术式的接受度更高。PP术式更适用于获取病理诊断、恶性胸腔积液的治疗以及减瘤手术中。

（二）胸腔镜技术在恶性胸膜间皮瘤中的应用价值

从20世纪90年代初电视辅助腔镜（video assisted thoracoscopic surgery，VATS）陆续用于临床，目前该技术已基本覆盖胸外科几乎所有病种，包括MPM诊断与治疗。早在1995年就有报道使用VATS胸膜切除治疗恶性胸腔积液。此后又有VATS P/D治疗MPM的相关回顾性报道，提出VATS P/D应该作为那些不能接受根治性手术MPM患者的姑息性治疗方法，可显著缓解患者症状，似乎还能提高患者预后。然而2014年的MesoVATS研究否定了VATS PP在MPM中治疗价值，研究结果显示相比于滑石粉组，VATS组既不能提高生存，同时还有更高围术期并发症发生率、更长术后住院时间及更高费用。但研究提示VATS组短期内症状控制效果更优。此后2021年发表在Cancers上的研究显示VATS P/D相比于开放根治性手术，术后并发症更少，短期效果更佳，提示VATS P/D应作为MPM术式选择之一。综上可以看到，腔镜技术虽未能在MPM根治性切除中有突出表现，但基于创伤微小、伤口美观、高清视野、能获取大块病理组织等优势,腔镜技术在MPM诊断、姑息治疗及早期局限性病灶切除中有十分重要的临床价值。

1.MPM诊断

MPM的病理诊断及组织学分型对于治疗方案的制定十分关键,然而临床常在X线、CT或B型超声波图像引导下进行胸膜肿物穿刺活检组织检查,诊断率并不理想。主要是因为穿刺技术获取活检组织样本太少,不易获得确切病理学诊断。此外,部分MPM位于纵隔或者横膈表面,胸膜穿刺活检比较困难。而胸腔镜大大改进了胸膜活检样本大小和取样部位选择,可为确诊提供足够组织。同时,腔镜下胸膜活检操作简单,可直接观察病变形态和范围,同时获得大量胸腔积液标本和大块组织标本送检,诊断率显著提高。综合国内外文献报道,腔镜胸膜活检确诊率为90%~100%,表明腔镜术是MPM诊断较好方法。

2.MPM引起的胸腔积液

大量胸腔积液引起呼吸困难,是MPM患者最常见症状之一。虽然积液可通过胸腔穿刺缓解,但这类积液复发较快,需更确定性操作。VATS胸膜切除或使用化学药物进行胸膜固定是比较确切方法。经胸腔镜进行胸膜切除或胸膜固定术优点在于：①避免开胸术，将手术创伤降低到最低限度；②可直接观察病变及估计肺复张可能性；③可同时进行胸膜活检、松解粘连、喷洒化学药物等操作；④可同步进行胸腔内热灌注化疗或光动力治疗；⑤必要时可直接中转开胸以获得最佳疗效。

3.早期MPM的切除

对早期单发或局限性MPM，腔镜术可同时达到诊断和根治性切除目的，提高诊断效率，减轻患者创伤，为后续多学科治疗提供更好生活状态。

二、技术原理

相比传统开胸术，腔镜术的主要优势在于其可通过成像技术将胸腔内景象清晰投射到外界显示屏上，借助视频放大作用，术者可更好地辨别解剖结构，操作更加精细。基于胸腔镜技术的MPM各类手术都具有创伤小、出血少、术后疼痛轻、术后病人恢复快、切口瘢痕小等优点。

腔镜技术在MPM中的价值，充分体现了"评-扶-控-护-生（ASCPS）"核心理念。评（assessment）即"评估"，在使用腔镜技术前必须对MPM患者进行整体、综合评估。必须是经过严格筛选的病例才可考虑接受腔镜手术，如诊断不明确的胸膜占位、大量恶性胸腔积液、局限性早期MPM等。扶（support）即扶正固本，支持治疗。MPM患者预后差，常伴胸腔积液引起呼吸困难，为实现最佳疗效，使用腔镜技术对胸膜病灶切除或胸膜固定，可显著缓解患者的临床症状。控（control）即治疗最终目标是抑制肿瘤生长，重塑人体内环境新平衡，不是强调必须完全消灭肿瘤。目前外科手术在MPM治疗中价值仍不明确，但相比于开放的EPP或P/D等术式对患者生活质量的影响，腔镜手术创伤小，恢复快，有利于患者后续尽快接受其他综合治疗。护（protection）即"器官保护"，很多肿瘤患者最终疾病进展甚至死亡，是因为瘤因性器官损伤，因此需要重视对重要器官保护，通过"保功（能）"，实现"保命"。相比于开放EPP或P/D术，腔镜手术很好地保护了患者肺功能，同时对患者全身器官影响更小，更易被患者接受。生（survival）即治疗效果的评判不要局限在瘤块缩小和化验指标好转，应以追求"双生"（生存时间延长、生存质量提高）为最终目标。MPM治疗同样如此，开胸术的巨大创伤并不一定能带来生存时间延长，同时还会必然降低患者生存质量。而腔镜术目前虽无法证实能获较好生存结果,但患者生活质量更高,更符合对肿瘤治疗的核心理念。

随着新型免疫治疗、靶向治疗、细胞治疗等方法的兴起,未来手术更有可能仅仅作为MPM多学科综合治疗模式中的一个环节,那么胸腔镜技术相比于开放手术将会有更多的应用场景。

三、适应证与禁忌证

(一) 胸膜活检术

1.手术适应证

(1) 局限性或弥漫性胸膜病变,经胸膜穿刺活检不能获得诊断者。

(2) 胸膜病变位于纵隔、横膈或者肺表面,不宜行胸穿活检者。

(3) 不明原因的胸腔积液,经多次胸穿抽液送检不能确认者。

(4) 恶性胸水已经临床证实但需取得更确切的病理学诊断,以指导治疗者。

2.手术禁忌证

(1) 有患侧胸部手术史,或胸膜感染史,胸膜肥厚粘连严重，腔镜不能进入者。

（2）心、肺功能严重损害、恶病质，不能耐受麻醉和手术者。

（二）胸膜固定术

1.手术适应证

（1）原发性或转移性胸膜肿瘤所致的恶性胸水，经腔镜证实患侧肺可以完全复张或经纤维膜剥脱术后可以基本复张者。

（2）恶性胸水，反复穿刺抽液后胸水仍不能控制，且影响呼吸功能者。

2.手术禁忌证

（1）恶性胸水，脏层胸膜明显增厚粘连，无法经腔镜行胸膜剥脱术，肺不能复张者，不宜经腔镜行胸膜固定术。

（2）有可能再次行胸部手术者，不宜用滑石粉或胸膜切除方法行胸膜固定术。

（三）胸膜切除术

1.手术适应证

病理尚不明确或病理证实为上皮型的局限性胸膜间皮瘤，未侵及胸壁者。

2.手术禁忌证

(1)病理证实为肉瘤型或混合型恶性胸膜间皮瘤。

(2)弥漫性胸膜间皮瘤,手术无法彻底切除者。

(3)局限性胸膜间皮瘤,已侵及胸壁,需同时切除部分胸壁组织,或肿瘤巨大产生器官压迫症状者。

(4)合并N2淋巴结转移的胸膜间皮瘤患者应充分评估手术必要性。

(5)心、肺功能严重损害、恶病质,不能耐受麻醉和手术者。

四、操作流程

(一)胸膜活检术

1.术前准备和术后处理

(1)术前全面检查,了解心肺肝肾等重要器官功能,评估对手术耐受性。

(2)训练有效咳嗽,以利术后排痰。

(3)如合并呼吸道感染,用抗生素积极控制感染。痰量较多者,应行雾化吸入或体位引流排痰。

(4)术后早期半卧位。鼓励患者做深呼吸,咳嗽排痰,促进患侧肺尽快复张,这在同时行胸膜固定术的患者尤为重要。

2.手术方法

（1）麻醉

①局部麻醉：单纯行胸膜活检术的患者，可以采用肋间神经阻滞麻醉并辅以局部浸润麻醉的方法。此方法简单易行，但是由于患者在术中处于自主呼吸状态，人工气胸对呼吸、循环干扰较大。故心、肺功能不良或者胸腔内情况较为复杂的患者应慎用。肋间神经阻滞麻醉的范围为第3~10肋间的全部肋间神经。

②全身麻醉：近几年来，随着胸腔镜手术的进展，胸内手术操作日益复杂。临床多采用双腔气管插管全身麻醉。术中健侧单肺通气，患侧肺完全萎陷，可以获得良好的手术显露，有利于胸内手术操作，以便在必要时及时中转开胸。如果胸膜病变较为广泛，并且无胸膜粘连，可以采用单腔管气管插管或保留自主呼吸的全身麻醉，术中低流量通气，也能获得必要的显露来切取胸膜病变组织。

（2）体位：一般采用健侧卧位。如双侧同时手术，可采用平卧位，双上肢外展。

（3）切口：一般做单操作孔胸腔镜手术常规切口，即：腋中线第7、8肋间（观察孔），腋前线4、5肋间

(主操作孔)。若患者胸腔内情况复杂，也可于腋后线第7、8肋间做一1.5 cm辅助操作切口。亦可以根据病变部位选择相应切口。原则上使三个切口连线呈倒立三角形，病变位于观察孔对角线外，操作比较方便。

(4) 手术操作

①首先根据胸部CT或者胸部X线片所示胸膜病变的位置选择第1切口（观察孔），尽量使该切口直对病灶并且保持一定距离。

②在预定部位的肋间做一与肋骨平行，长约1.5 cm切口，切开皮肤和皮下组织。然后用弯止血钳钝性分离胸壁及肋间肌肉，直至胸膜，用止血钳小心地划开胸膜进入胸腔。在此之前，应请麻醉师进行健侧单肺通气，并且将患侧支气管同大气相通，使患侧肺在胸膜划破时迅速萎陷而不致损伤肺组织。之后用手指伸入切口探查胸腔，如无粘连，置入10 mm胸腔镜套管。

③如果有胸腔积液，先经套管尽量将积液抽吸干净，然后置入胸腔镜观胸膜病变。当胸膜无粘连时，胸膜病变会显露无遗。

④如使用带操作孔的电子胸腔镜，将内腔镜活检钳经操作孔置入胸腔，咬取胸膜病变组织送检。

⑤若使用常规电视胸腔镜,需要在胸腔镜引导下做第2切口(主操作切口)。第2切口和第1切口距离在10 cm左右,并且使胸腔镜与两个切口之间连线的夹角大约成45°。经主操作孔置入腔镜活检钳咬取活检组织送检。

⑥如果要切取大块胸膜组织,可经操作切口置入电钩,将病灶处胸膜环周切开后,予以剥离切除。如病灶较大,可加做第3个切口(辅助操作孔),使用内镜抓钳或卵圆钳牵拉病灶,帮助显露。

⑦胸膜粘连的处理:a.如为条索状粘连,可经主操作切口置入电钩和吸引器,将粘连带烧灼切开。如操作困难,可加做辅助切口,置入内腔镜肺叶钳,或去除套管,直接置入普通卵圆钳,轻轻牵拉肺组织,使之有一定张力,然后用电钩烧灼切开。经主操作孔同时置入电钩和吸引器,双手操作,有利于术野的显露。b.如怀疑粘连带内有较粗大血管,可以先用腔镜钛夹钳将粘连带血管两端或胸壁端夹闭,然后剪开。c.如遇膜片状胼胝样纤维膜,可以用吸引器头钝性剥离,或用电钩锐性分离。疑有血管,可用钛夹处理,或电凝后用剪刀切开。

⑧术毕仔细止血,选择胸部最低切口放置胸腔闭式引流管。

3.手术中特殊情况处理

(1)发生出血时,切不可盲目钳夹或电灼止血,以免损伤周围组织和器官,造成更大出血。应该迅速将出血吸净,确认出血点。小出血点可电凝止血。较大出血,如肋间动脉、粘连带血管出血,需用腔镜钛夹钳夹闭破损血管止血。如损伤大血管,镜下无法处理时,应立即用卵圆钳夹纱球暂时压迫止血,然后迅速扩大胸部切口,中转开胸,用常规方法止血。

(2)心包损伤:当病变位于心包表面时,切取病变组织应小心仔细。一旦切破心包,应选择心包较低部位无血管区做心包开窗引流,以免造成术后心脏压塞。

(二)胸膜固定术

1.术前准备及术后处理

(1)术前常规行全身检查,包括血尿便常规及心、肺、肝、肾功能等,评估患者对手术的耐受性。对全身状况较差者,术前应予以支持治疗。

(2)因大量胸腔积液或胸腔积气,呼吸困难严重者,术前应行胸腔穿刺,抽液抽气改善呼吸功能。

(3)术前训练有效咳嗽,鼓励咳嗽排痰,积极控制呼吸道感染。

（4）术后鼓励患者咳嗽和做深呼吸，必要时使用呼吸机辅助呼吸，加用 PEEP 0.49~0.98 kPa（5~10 cmH$_2$O）。使肺尽快复张，促进胸膜脏壁层之间的粘连。

（5）术后使用有效抗生素，预防胸腔感染。

2.手术方法

（1）麻醉：一般采用双腔管气管插管全身麻醉；在单纯行滑石粉胸膜固定术者可以采用单腔管气管插管全身麻醉、保留自主呼吸的全身麻醉或者肋间神经阻滞麻醉，肋间神经阻滞麻醉范围视切口部位而定，一般包括切口上下2个肋间。

（2）体位：健侧卧位。

（3）切口：取胸腔镜常规切口。

3.手术操作

（1）首先在腋中线第7、8肋间做1.0 cm切口，用手指探查局部无明显粘连后，置入10 mm套管。如有胸腔积液则先尽量抽吸干净，然后置入胸腔镜探查。

（2）在胸腔镜引导下，于腋前线第4、5肋间做2~3 cm切口，置入相应手术器械。

（3）如有胸膜粘连，应尽量松解，方法见本节99页⑦胸膜粘连的处理

（4）在完成胸膜活检、胸膜切除或肺纤维板剥脱后，请麻醉师行患侧肺通气，证实患侧肺能够基本复张后，进行胸膜固定术。胸膜固定方法的选择及具体操作如下：

①滑石粉喷洒法

a.器械：备长30 cm、内径8 mm塑料管一根，前端剪数个直径3 mm左右侧孔。干燥器一个，内装消毒的干燥滑石粉5~10 g。

b.将塑料管带侧孔的一端经套管插入胸腔，尾端接装有滑石粉的冲洗器，然后用卵圆钳将塑料管前端夹闭，挤压冲洗器皮囊，在卵圆钳引导下，将滑石粉均匀喷布于胸膜脏壁层胸膜表面。

②胸膜切除法

用内镜抓钳或卵圆钳牵拉壁层胸膜，再用电刀将胸膜剪开，然后用卵圆钳夹纱团沿胸膜下钝性剥离。注意须在胸内筋膜以内进行剥离，以防止损伤肋间血管和神经。注意应切除全部壁层胸膜，但应保留胸壁后方脊肋角以内的胸膜，以免损伤胸交感神经干。

胸膜固定术后放置胸腔闭式引流管，胸管应从腋中线第7、8肋间切口进胸直达胸顶部。避免术后肺上叶膨胀不全而形成包裹性胸腔积液。

4.术中特殊问题的处理

术中证实肺完全或基本复张后，方可进行胸膜固定术。若遇肺表面纤维板形成，应经腔镜行肺纤维板剥脱术，必要时中转开胸，否则不能达到预期效果。

(三) 胸膜切除术

1.术前准备和术后处理

（1）术前常规行全身检查及化验，了解全身状况及手术耐受性。

（2）如有大量胸水伴呼吸困难，术前先行胸水抽液，改善呼吸困难。

（3）术后管理同常规腔镜手术。

2.手术方法

（1）因为胸膜肿瘤切除术需手术野良好显露，一般用双腔管气管插管全麻。

（2）采用健侧卧位。术中可据肿瘤部位摇动手术台变动体位。如肿瘤位于后胸壁，手术台向腹侧倾斜，使萎陷肺组织垂向胸腔前部，可更好显露肿瘤。

（3）切口可采用腔镜常规切口或据肿瘤部位选择切口，原则同胸膜活检术。

3.手术中特殊情况的处理

（1）如果肿瘤已经侵及胸壁，单纯游离肿瘤有困难时，应中转开胸，做部分胸壁切除术以完整切除肿瘤。

（2）如果肿瘤位于心包表面，需要将心包部分切除时，心包切除范围较小者，可以在心包较低位置做心包开窗；切除范围较大时，可以用可吸收线将心包边缘疏松缝合，或覆盖心包补片，以防术后心脏从心包内疝出，发生心脏嵌顿。

4.手术操作

（1）首先在肿瘤相对部位做第1切口。手指探查无胸膜粘连后，置入10 mm套管。置入胸腔镜探查。

（2）通过腔镜观察肿瘤大小及形态，判断肿瘤性质，决定切除方式和范围。肉眼不能确定性质，可用腔镜活检钳夹取瘤组织行快速冷冻病理检查。

（3）然后在腔镜引导下，选择适当部位做第2切口，必要时可加做一切口，注意尽量使切口的连线呈倒立的三角形。

（4）在距肿瘤2 cm处，环绕肿瘤切开胸膜。用卵圆钳或腔镜抓钳将肿瘤边缘的胸膜牵拉提起，沿胸膜外钝性或锐性剥离，完整切除肿瘤。

（5）继续选取至少三站淋巴结行淋巴结采样，以评估患者整体预后。

（6）胸壁出血的处理，胸壁点状出血可以用电刀电凝止血。如果损伤肋间动静脉及其分支，用腔镜钛夹器夹闭血管止血。

（7）肿瘤完整切除后，仔细止血，选择胸部最低处切口放置闭式引流管。

五、并发症及处理

（一）胸膜活检术

胸腔镜胸膜活检术，操作简单，手术创伤轻微，术后并发症发生率较低，常见有如下几种情况：

（1）胸腔出血：常因术中止血不彻底，或电凝结痂脱落所致，多发生在切口处的肋间血管分支。少量出血，可以使用止血药，密切观察。若出血量每小时超过200 ml，连续3小时以上，则为进行性血胸，应积极补充血容量，应尽早行胸腔镜探查止血。

（2）引流液较多：恶性胸腔积液术后引流量比较大，不能拔除胸腔闭式引流管，可以选择粘连剂（如白介素、滑石粉、高糖等）每次5 g，或适当抗癌药物，如顺铂每次100 mg，经胸管注入胸腔内，然后夹闭胸管

（滑石粉夹闭2小时，顺铂需4小时以上），这将有助于尽早拔除胸管。

（3）其他：如肺不张、肺部感染、切口感染等开胸手术常见并发症较少见，如发生可以对症处理。

（二）胸膜固定术

（1）胸腔出血，多发生在行胸膜切除固定后的患者。可给予止血药对症处理，并保持引流通畅。发生进行性血胸，行胸腔镜探查止血。

（2）恶性胸腔积液术后胸腔引流量较多者，可以经胸管注入顺铂100 mg，然后夹闭胸管12~24小时，必要时可以重复给药。待胸腔积液消退后拔除胸管。

（3）滑石粉喷洒法。胸膜固定术后，可以有轻度胸痛及反应性发热，一般持续3~5天后症状缓解，可以给予对症处理。偶有急性肺炎、成年人呼吸窘迫综合征、急性水肿发生。虽然实验研究证实静脉输入滑石粉会造成肺动脉高压和肺毛细血管通透性增加等改变。这些并发症的发生是否与滑石粉异物刺激有关，目前尚不清楚，在治疗方面，急性肺炎给予抗感染治疗。成年人呼吸窘迫综合征可以用呼吸机高浓度注氧治疗。急性肺水肿则予以对症治疗，必要时使用呼吸机正压通气，一般都可以很快缓解。

（4）胸膜固定术后远期对呼吸功能的影响。从理论上讲，胸膜固定术后，尤其是使用滑石粉喷洒后的患者会造成胸膜肥厚，而产生限制性通气障碍。Lange等对使用滑石粉进行胸膜固定的患者进行了22~35年的追踪观察，发现肺总容量（TLC）为术前的89%，仅发生轻度的损害。尽管如此，一些滑石粉喷洒法胸膜固定术后的患者仍有不同程度的手术侧胸部重压感或者紧箍感，并且活动后感胸闷、气短。所以，在术前已有严重呼吸功能不全的患者，应考虑到手术对呼吸功能的影响。

(三) 胸膜切除术

（1）胸腔出血、胸膜剥离广泛者术后渗血比较多，可以给予止血药治疗，必要时输血补充血容量。进行性出血则应行胸腔镜探查止血。

（2）其他如肺不张、肺部感染、胸腔积液等胸部手术常见并发症，可以对症处理。

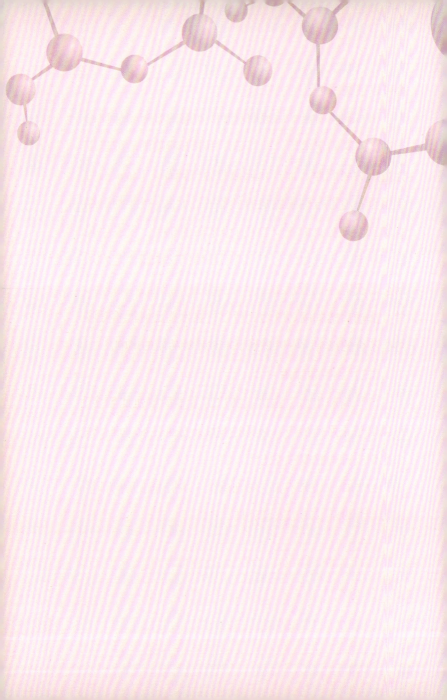

# 第六章

胃癌腔镜术

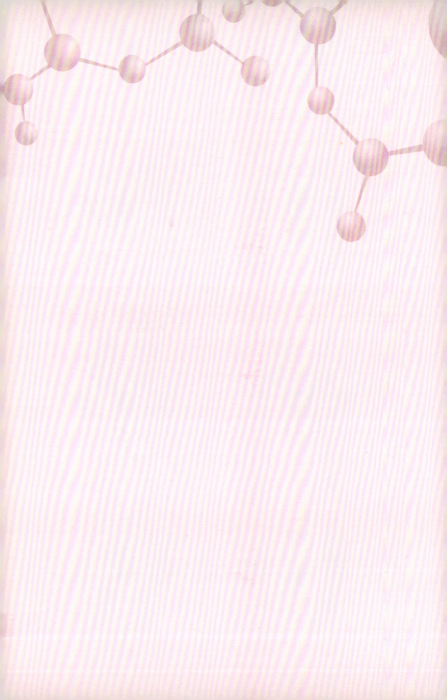

一、历史沿革

（一）胃癌腔镜手术发展历史

腹腔镜技术在胃癌首次临床实践是Kitano等在1992年对一位早期远端胃癌患者开展腹腔镜下胃癌根治术，并于1994年报道，自此开辟了胃癌微创外科新时代。3年后Goh等首次将腹腔镜胃癌D2根治术应用于进展期胃癌治疗。回溯我国胃癌腹腔镜手术的发展史，是1999年由长海医院报道的2例早期胃癌腹腔镜下胃癌根治术，2002年香港的Chau等首次在手术腹腔镜下完成进展期胃癌根治术，2003年解放军总医院首次开展2例早期胃癌患者完全腹腔镜下胃癌根治术。此后，国内各大中心陆续开展腹腔镜下胃癌根治手术探索。同时国际上腹腔镜下胃癌根治术的临床试验也陆续启动，2006年韩国开展KLASS前瞻性临床试验，明确腹腔镜在早期远端胃癌根治术的安全性，其后又与日本学者在2006年、2007年及2009年分别开展了KLASS-01、JCOG0703及JCOG0912多中心大样本临床试验，以探究腹腔镜胃癌根治术在早期远端胃癌应用中的安全性及有效性，随后日本（JCOG1401）、韩国（KLASS03）和荷兰（STOMACH）都相继启动了腹腔镜全胃切除术的临床试验。国内腹腔镜相关临床试验启动较晚，早期多以回顾性研究为主。2011年西南医院分析了726例腹腔镜胃癌根治术后患者，提示腹腔镜胃癌根治术相比开放手术具有创伤小、并发症少且术后恢复快的优势。2012年黄昌明等完成了千例该类患者的分析，Ⅰ期、Ⅱ期及Ⅲ期3年生存率分别为94.5%、83.9%及56.7%，同样证实腹腔镜胃癌手术的安全性和疗效。2012年国内首个多中心、大样本、前瞻性进展期远端胃癌腹腔镜应用的CLASS-01临床试验由南方医院牵头启动。2019年CLASS-01在国际知名期刊发表了3年随访结果，明确了腹腔镜在进展期远端胃癌中非劣效性，同时奠定中国在腹腔镜胃癌根治术中的国际地位。伴随腹腔镜胃癌根治术临床实践的经验积累，国内相关专业学组颁布了首版《中国腹腔镜胃癌根治手术质量控制专家共识（2017版）》及《腹腔镜胃癌手术操作指南（2016版）》，规范化腹腔镜胃癌根治术并确定了其在胃癌治疗中的地位。此外，《单孔加一腹腔镜胃癌手术操作专家共识（2020版）》《免气腹腹腔镜胃癌根治术的手术操作规范（2021版）》《胃癌4K腹腔镜手术操作标准专家共识（2020版）》等新技术的指南或共识也在近年相继颁布。

自腹腔镜技术在胃癌治疗应用以来，21世纪前处于探索阶段，21世纪后前10年处于经验积累阶段，患者的选择主要为早期胃癌患者。21世纪后10年，腹腔镜胃癌根治术得到迅猛发展，随着临床试验3年、5年随访结果公布，适应证逐渐放宽至进展期远端胃癌，同时新技术及新理念不断涌现，也丰富了腹腔镜胃癌手术多样化选择。

（二）胃癌腔镜新技术的探索

2D腹腔镜是腹腔镜胃癌根治术最早应用的腔镜设备，也是后续各项新技术开发的基础。为更好帮助术者清晰观察腹腔内情景，3D成像技术成了目前应用较为广泛的技术之一，相比传统2D腹腔镜，多项研究均证实其更好的解剖结构暴露效果。此外，4K超高清腹腔镜摄像显示系统可提供常规高清视频4倍以上信息量，显示更加细微的组织结构，在胃癌淋巴结清扫过程中的优势更为显著，且术中血管意外损伤率显著下降。

除腹腔镜相关设备更新，还有许多操作及应用技术的革新。在手术技术愈加成熟，患者生活质量及美观等方面的需求也愈加显著环境下，单孔腹腔镜手术（single?incision laparoscopic surgery，SILS）应运而生，又称

"无瘢痕"手术。与传统多孔腹腔镜胃癌术比，SILS胃癌根治术除美观性更好外，创伤更小、术后恢复更快，但也存在操作难度高、肿瘤根治效果不明确和学习曲线更长等不可忽视的挑战。此外，为实现精准切除、充分清扫淋巴结及安全重建消化道，吲哚菁绿（indocyanine green，ICG）近红外（nearinfrared，NIR）荧光成像腹腔镜技术是目前可行的技术之一。术前ICG标记可指导术者确定手术切除范围，选择更为合理的手术方案，进而提高手术质量及患者术后生活质量。

（三）目前我国正在开展的主要临床试验

针对腹腔镜技术在胃癌根治中的临床应用，我国目前已有大量完成或仍在开展的前瞻性临床试验，且部分长期随访结果已被国外胃癌治疗指南采纳。其主要涉及不同部位、不同病期下胃癌腹腔镜手术的选择，腹腔镜下不同重建方式对比及新技术应用探索等方面。

二、技术原理

（一）主要原理概述

腹腔镜本质上是腔内镜的一种技术延伸，与电子胃镜类似，是一种带微型摄像头的器械，腹腔镜手术是利用腹腔镜及其相关器械进行手术。利用镜体前端光源提供照明，将镜头插入腹腔内，运用数字摄像技术使镜头拍摄到的图像，通过光导纤维传导至信号处理系统，且实时显示在专用显示器上。通过观察屏幕上显示患者器官不同角度的图像，对病情进行判断，并用特殊器械进行手术。

（二）腹腔镜胃癌手术与传统手术的异同

技术角度的异同：相比传统开腹手术，腹腔镜主要优势是通过成像技术将腹腔内景象清晰投射到外界显示屏上，借助视频放大作用，术者可更好辨别解剖结构，操作更精细，对胃周淋巴结实现更彻底清扫。基于腹腔镜技术的胃癌根治术具创伤小、胃肠干扰小、出血少、术后疼痛轻、病人恢复快、切口瘢痕小等优点。

疗效和围术期并发症的异同：腹腔镜技术在胃癌根治方面，日本、韩国的研究均表明就长期预后角度腹腔镜手术有非劣效性，且3-4级不良事件发生率略低于开腹手术，对早期胃癌，可作为开放手术以外另一选择。对进展期远端胃癌，中国及韩国的长期随访同样提示，腹腔镜手术后的预后与开腹手术无显著差异，但在降低术后并发症方面，腹腔镜手术保持显著优势。

三、适应证

（一）早期胃癌适应证

远端 cT1 期且可达根治性胃切除+D2 淋巴结清扫的胃癌推荐行腹腔镜下远端胃癌根治术。随着日本和韩国等高质量、大样本研究证据不断充实，腹腔镜远端胃癌根治术应作为术前临床分期 cI 期胃癌患者常规治疗手段之一。

近端/上部 cT1 期且可达根治性胃切除+D2 淋巴结清扫的胃癌可考虑腹腔镜下近端胃/全胃根治术。

腹腔镜近端及全胃切除术目前临床试验较少。韩国、日本均为近端早期胃癌腹腔镜全胃切除术的单臂临床试验，均提示具开腹手术相当的安全性。中国为首个早期近端胃癌腹腔镜对比开腹全胃切除的随机对照试验，短期随访提示两组间总不良事件发生率或死亡率无显著差异，术后并发症发生率也无明显差异。但目前尚无高质量临床试验报道，因此，腹腔镜下近端或全胃切除手术根治近端胃癌的有效性仍需探究。

（二）进展期胃癌

远端胃癌浸润深度小于或等于 cT4a 期，且可达到根治性胃切除+D2 淋巴结清扫推荐行腹腔镜下远端胃切除术。

对进展期胃癌,目前国际上开展的多中心临床研究主要有CLASS-01、KLASS-02、JLSSG0901等。就安全性,日本短期随访最早提出,进展期胃癌腹腔镜组与开腹组围术期并发症发生率基本相似。就远期生存,中国及韩国都证实腹腔镜下根治远端进展期胃癌的非劣效性,故推荐腹腔镜下胃癌根治术可作为远端进展期胃癌治疗策略之一。

(三)其他适应证的探索

(1)新辅助后腹腔镜手术:cT3-4aN1-3M0期新辅助治疗后,可考虑腹腔镜胃癌根治术+D2淋巴结清扫。基于RESOLVE研究结果,围术期SOX方案化疗较术后辅助化疗可提高3年RFS。因此,针对适宜手术的Ⅲ期(cT3~4a N1~3M0期)患者,推荐"新辅助化疗+胃癌D2根治术+辅助化疗"。直接进行"腹腔镜胃癌D2根治术+辅助化疗"为考虑推荐。至于新辅助化疗后是否适合腹腔镜手术,尚需更多前瞻性研究验证。

(2)腹腔镜探查:cT1b期及以上且无明显影像学证据提示远处转移患者可考虑行腹腔镜探查明确临床分期。既往研究显示,在行腹腔镜探查患者中,约30%在影像学检查中遗漏腹腔内种植转移灶。因此腹腔镜探查，或称为诊断性腹腔镜，作为一种临床分期诊断手段愈发受到重视。腹腔镜探查应全面探查腹腔内有无腹水，膈顶、结肠旁沟、壁腹膜、盆底、网膜、肠系膜等表面有无种植结节；探查肝脏表面、双侧卵巢有无转移灶，评估原发灶肿瘤浸润及胃周淋巴结情况。同时建议常规行腹腔脱落细胞学检查，尤其对浸润程度较高 cT4 期患者。腹腔镜探查明确腹腔种植转移，可行腔镜辅助 HIPEC 置管，以便术后行腹腔热灌注化疗。

四、操作流程

（一）术前准备

术前检验检查：在行腹腔镜胃癌根治术前，需对患者进行全面检查，包括胃镜检查明确病灶位置，胃镜病理明确诊断，心电图、肝肾功能检查、凝血功能、血常规化验等排除手术禁忌证，腹部增强 CT 明确分期，必要时行 MR、PET-CT 及超声内镜进行进一步分期。

麻醉：术前由麻醉医生对患者行术前全身麻醉前评估，麻醉成功后开始实施手术。

器械准备：包括高清摄像与显示系统、气腹机、冲洗吸引装置、录像和图像储存设备。腹腔镜器械，包括

5~12 cm套管穿刺针（Trocar）、无损伤抓钳、分离钳、剪刀、吸引器、持针器、血管夹施夹器、血管夹、超声刀、电凝钩、切割闭合器、吻合器等。

患者体位：常采用仰卧分腿位，患者呈"人"字形或"才"字形。术中呈头高脚低位，行左上腹操作，体位略向右倾斜20°~30°，行右上腹时，体位略向左倾斜20°~30°。

术者站位：一般主刀与助手分列患者两侧，扶镜手位患者两腿之间，可根据术者习惯变换站位。

气腹建立：二氧化碳气腹压力一般12~15 mmHg，有基础疾病或高龄者可适当降低气腹压。为避免二氧化碳持续进入降低戳卡孔温度导致镜头起雾，应避免将气腹管进气位置连接在观察孔上。可在副操作孔接入排烟管，持续低流量吸引，排出烟雾，保持术野清晰度。

（二）胃癌淋巴结清扫

第1组淋巴结——沿胃左动脉上行支进入胃壁第1支（贲门支）和贲门侧淋巴结。

第2组淋巴结——沿左膈下动脉贲门食管支分布的淋巴结。

第3组淋巴结——分为第3a组和第3b组淋巴结，胃左动脉至胃壁第1分支血管以下沿胃左动脉分布的胃小弯淋巴结为第3a组，胃右动脉至胃壁第1分支以右沿胃右动脉分布的胃小弯淋巴结为第3b组。

第4sa组淋巴结——沿胃短动脉分布，靠近胃者为第4sa组淋巴结。

第4sb组淋巴结——沿胃网膜左动脉分布，上至胃网膜左动脉至胃大弯的第1支，下至胃大弯无血管区域为第4sb组淋巴结。第4sb组和第10组淋巴结的界限是胃网膜左动脉向胃大弯发出的第1支，位于此支以上者为第4sb组淋巴结。

第4d组淋巴结——沿胃网膜右动脉分布，上至胃网膜右动脉及胃网膜左动脉交界无血管区，下至胃网膜右动脉向胃大弯发出第1支左侧。

第5组淋巴结——自胃右动脉根部至其到胃壁第1分支右侧幽门上区淋巴结。

第6组淋巴结——分为沿胃网膜右动脉分布，自其根部向胃大弯发出的第1支右侧第6a组淋巴结、沿幽门下动脉分布的第6i组淋巴结、沿胃网膜右静脉分布的第6v组淋巴结，第6v组淋巴结和第14v组淋巴结的界限是胃网膜右静脉和胰十二指肠上前静脉的汇合部，位于此汇合部者属于第6v组淋巴结。

第7组淋巴结——沿胃左动脉分布，自胃左动脉根部至上行支的分叉部。

第8a组淋巴结——位于肝总动脉前方与上缘的淋巴结第8a组与第8p组淋巴结（肝总动脉后方淋巴结）分界并未明确，建议通过门静脉前壁与肝总动脉投影相交点作一平行于肝总动脉虚拟线，位于此线前者为第8a组淋巴结，后者为第8p组淋巴结。

第9组淋巴结——腹腔干周围的淋巴结，胃左动脉、肝总动脉、脾动脉根部的淋巴结列为第9组淋巴结。

第11p组淋巴结——沿脾动脉近段分布的淋巴结脾动脉全程的中点，起自脾动脉根部，至脾动脉全程的中点。

第11d、10组淋巴结——第11d组淋巴结为沿脾动脉远断分布的淋巴结，起自脾动脉全程的中点至胰尾。第10组淋巴结为脾门淋巴结，包括胰尾部以远沿脾动脉分支的淋巴结，及胃短血管根部淋巴结，及胃网膜左动脉向胃大弯发出的第1支近端的淋巴结。第11d组和第10组淋巴结的分界为胰尾末端。

第12a组淋巴结——肝十二指肠韧带内沿肝固有动

脉分布的淋巴结，具体为位于胰腺上缘以上、左右肝管汇合处以下，肝固有动脉周围及门静脉侧前方的淋巴结。

第19、20、110、111、112组淋巴结——第19组淋巴结为膈肌腹侧面，沿膈下动脉分布（左膈下动脉分叉以外）的淋巴结；第20组淋巴结为位于膈肌裂孔部食管附着处的淋巴结；第110组淋巴结为胸下段食管周围的淋巴结，上界至下肺静脉根部，下界至食管胃交界，前面是左心房及左心室，后面是椎前筋膜；右侧界是肺及第112pulR组淋巴结，左侧界是第112pulL组、112ao组淋巴结和胸主动脉及食管；第111组淋巴结为膈肌以上，被膈肌、心包、食管包绕的淋巴结；第112组淋巴结为位于后纵隔的淋巴结；上界气管隆突，下界至食管胃交界，在气管隆突下的后纵隔淋巴结之内，紧靠降主动脉、下肺静脉下缘及心包分布的淋巴结。

1.胃大弯侧淋巴结清扫（No.4sb，4d组淋巴结清扫）

手术步骤：从横结肠偏左部离断大网膜，进入小网膜囊，向左侧延伸至结肠脾曲，分离大网膜与脾中下极粘连，沿胰尾显露脾下极血管，离断胃网膜左动、静脉，清扫第4sb组淋巴结。向右侧至结肠肝曲，并在结肠系膜前叶后方分离，清除结肠系膜前叶，游离清扫第4d淋巴结。

质控要求：

（1）T2期及以下胃癌可保留大网膜，在血管弓外3 cm处离断胃结肠韧带进小网膜囊。

（2）清扫时应显露胰尾、远端脾下极血管及胃网膜左血管的起始点，自胃网膜左血管起始点将淋巴脂肪组织往胃侧游离，显露脾下极血管分支点。为避免脾下极缺血，可自脾下极血管分支点远侧切断胃网膜左血管。

2.幽门下区淋巴结清扫（No.6组淋巴结清扫）

手术步骤：游离网膜进入胃十二指肠和横结肠系膜间融合筋膜间隙，暴露胰头及十二指肠外侧壁，显露胰头前血管，在胰十二指肠上前静脉与胃网膜右静脉汇合处上方离断胃网膜右静脉。继续沿胰头表面解剖，并打开胃胰韧带，暴露胃十二指肠动脉，显露胃网膜右动脉及幽门下动脉根部，离断，清扫第6组淋巴结。质控要求：

（1）需显露胃网膜右静脉和胰十二指肠上前静脉的汇合部，自汇合部上方离断胃网膜右静脉，将胰头表面的淋巴脂肪组织整块往上游离；

（2）在胃十二指肠动脉分出胰十二指肠上前动脉后离断胃网膜右动脉；

（3）第14v组淋巴结不做常规清扫，如第6组有明显肿大淋巴结，则需清扫第14v组淋巴结，即清扫结肠中静脉右侧，Henle's干左侧及胰腺下缘区域的淋巴结，需显露肠系膜上静脉前壁。

3.幽门上淋巴结清扫（No.5组淋巴结清扫）

手术步骤：沿胃十二指肠动脉上行，暴露肝总动脉发出肝固有动脉及胃十二指肠动脉处，沿肝固有动脉左侧壁上行，显露胃右动脉左侧壁，游离十二指肠上缘，显露胃右动脉右侧壁，于根部离断胃右动、静脉。

质控要求：显露胃右动脉起始部，于根部离断胃右动、静脉。

4.胰腺上区淋巴结清扫（No.11p，7，8a，9，12a组淋巴结清扫）

手术步骤：助手抓持胃胰皱襞，显露胰腺上缘血管及维持张力，于胃胰皱襞根部张力最大处进入胰腺上缘间隙，紧贴胰腺上缘分离胰腺前被膜。向左暴露脾动脉近端，清扫第11p组淋巴结，进入沿Gerota筋膜浅层进行解剖，向右拓展至右侧膈肌角，清扫腹腔干前方及左侧淋巴结，显露胃左动脉左侧壁及头侧。可先沿胰腺上缘向右暴露肝总动脉，沿肝总动脉前方及上缘分离，清扫第8a组淋巴结，于肝总动脉、肝固有动脉夹角处打开门静脉前方筋膜，显露门静脉，沿肝固有动脉及门静脉向上分离至肝门部，清扫肝固有动脉前方及其与门静脉间淋巴脂肪组织，清扫第12a组淋巴结，再自右向左清扫腹腔干右侧淋巴结及显露胃左动脉右侧壁，最后离断胃左动脉；也可先于根部离断胃左动静脉后再自左向右清扫第9、8a、12a组淋巴结。

质控要求：

（1）第8a组与第8p组淋巴结（肝总动脉后方淋巴结）的分界，建议可通过门静脉前壁与肝总动脉投影的相交点作一平行于肝总动脉的虚拟线，位于此线以前者为第8a组淋巴结，以后者为第8p组淋巴结。

（2）清扫腹腔干淋巴结应沿右膈肌脚与胃胰皱襞间的红黄交界线进行，避免淋巴脂肪组织残留。

（3）第11p组淋巴结的清扫以前壁和上壁淋巴结为主，淋巴结清扫以尽量显露脾静脉或胰腺的背侧为标志，后方以左侧肾前筋膜为界。

（4）第11p组淋巴结应清扫至胃后血管分支点或清

扫至脾动脉最靠近胃壁处。

（5）第12a组淋巴结具体为位于胰腺上缘以上、左右肝管汇合处以下，肝固有动脉周围及门静脉侧前方的淋巴结，要求清扫门静脉前壁及左侧壁的淋巴结直至显露门静脉。

5.小弯侧淋巴结清扫（No.1，3组淋巴结清扫）

手术步骤：紧贴胃壁小弯侧，可分前后壁分层切开，清扫胃小弯及贲门右侧淋巴结。

质控要求：

（1）贲门右侧应全部裸化，以能显露食管胃结合部管壁为标准。

（2）清扫第3组淋巴结时应避免胃壁的损伤及热灼伤。

6.贲门右侧淋巴结及胃短动脉淋巴结清扫（No.2，4sa组淋巴结清扫）

手术步骤：离断胃网膜左动、静脉后牵拉暴露胃脾韧带。贴近脾门离断胃短动脉，清扫第4sa组淋巴结，与Gerota筋膜浅层拓展的左侧边界汇合，向上清扫第2组淋巴结，也可在拓展Gerota筋膜浅层时，向左拓展至贲门胃底左侧，清扫第2组淋巴结。

质控要求：

（1）完整清扫第4sa组淋巴结应自脾动脉发出胃短血管处离断血管。

（2）自左膈下动脉食管贲门支发出处离断血管，注意保留左肾上腺分支。

7.远端脾动脉及脾门淋巴结清扫（No.11d，10组淋巴结清扫）

手术步骤：沿脾动、静脉向远侧分离，直至显露脾门各分支血管，清扫第11d、10组淋巴结。

质控要求：

（1）将脾动脉远干及其分支脉络化，注意保留分支到脾上极的血管，脾门分支间隙孔中的淋巴结亦要求清扫干净。

（2）脾门血管后方淋巴结不强制清扫。

8.下纵隔淋巴结清扫（No.19，20，110，111，112组淋巴结清扫）

手术步骤：紧贴膈肌角打开食管膈肌处腹膜反折，完成第19，20组淋巴结清扫，在食管膈肌裂孔穹隆部向正前方打开膈肌，将食管向下牵引，将下纵隔食管旁淋巴结脂肪组织廓清，完成第110，111，112组淋巴结清扫，必要时可离断左三角韧带，将肝左叶牵向右侧暴露视野。

质控要求：

（1）要求裸化下段食管，包括食管膈肌裂孔周围及膈下的脂肪淋巴组织。

（2）打开食管膈肌裂孔，清扫膈肌上及下胸段食管周围淋巴结，前方以心包膜为界，两侧以纵隔胸膜为界，上方以心包食管交界平面为界，后方以主动脉为界，其范围内的淋巴脂肪组织均应清扫，显露两侧的纵隔胸膜、心包下壁及主动脉前壁。

（3）尽可能避免双侧胸膜破损。

（三）腹腔镜胃癌消化道重建

1.远端胃切除后消化道重建

腹腔镜远端胃癌根治术后消化道重建方式包括：Billroth-Ⅰ吻合、Billroth-Ⅱ吻合、改良Billroth-Ⅱ吻合（Billroth-Ⅱ+Braun吻合）、Roux-en-Y吻合和非离断式Roux-en-Y吻合（Uncut Roux-en-Y吻合），适应证和操作要点如下：

（1）Billroth-Ⅰ式吻合

完全腹腔镜下远端胃癌根治术Billroth-Ⅰ式吻合最

早由Kanaya等报道，采用直线型切割闭合器完成残胃-十二指肠后壁功能性端端吻合，吻合口形状似三角形故又称Delta吻合或三角吻合。该法操作如下：用直线型切合闭合器在拟定切割线处分别离断远端胃和十二指肠，标本取出并确认安全距离，术中冰冻切缘安全后，胃大弯残端和十二指肠后壁分别置入切割闭合器两臂，按压10秒钟激发完成切割闭合，检查吻合口无出血、狭窄、扭转后使用直线型切割闭合器关闭共同开口。三角吻合技术要点包括：①评估十二指肠切缘距离要以达到R0切除为出发点，切忌强行追求Billroth-Ⅰ吻合；②充分游离十二指肠，确保十二指肠切缘安全情况下，保证十二指肠残端有充分距离以完成吻合，避免吻合口张力过大；③十二指肠离断时需将上部沿顺时针方向旋转90°，并使直线切割闭合器垂直十二指肠，从十二指肠后壁向前壁方向将其切断；④吻合前可首先将胃与十二指肠并拢判断张力，如张力过大，应视情况果断改行Billroth-Ⅱ式或Roux-en-Y吻合；⑤完成残胃与十二指肠闭合后，须借助共同开口在直视下检查吻合口有无出血、狭窄、扭转等情况；⑥与胃和十二指肠切缘垂直方向横行闭合共同开口，避免吻合口狭窄。

三角吻合优势在于更近似原有生理结构，反流率低。也存在不少缺陷：①吻合过程中需扭转十二指肠残端和残胃，对残胃和十二指肠长度要求较高；②三角吻合中易形成一个缺血区域，增加术后吻合口漏风险；③端对端V形吻合有可能引起消化道逆蠕动。

（2）Billroth-Ⅱ式吻合

Billroth-Ⅱ式吻合是目前国内较常用的远端胃癌根治术吻合方式。该法操作如下：淋巴结清扫完成后，用直线切割闭合器分别离断十二指肠和远端胃。将距Treitz韧带15~25 cm近端空肠上提，将输入袢对胃大弯以利顺蠕动。用超声刀在拟作吻合空肠对系膜缘和残胃后壁或大弯侧分别开一小口，分别伸入直线切割闭合器两臂并使两者靠拢对齐，完成残胃-空肠侧侧吻合，通过共同开口检查是否有吻合口出血、扭转、狭窄，最后使用切割闭合器或手工缝合关闭共同开口。腹腔镜下Billroth-Ⅱ式吻合技术要点包括：①输入袢不宜过长，系膜不能扭转;②吻合口置于胃后壁时应注意胃后壁两条切割线间胃壁有无缺血表现；③关闭共同开口前应常规检查吻合口有无活动性出血等情况。

腹腔镜下应用Billroth-Ⅱ式吻合优势如下：①通过

残胃后壁和空肠吻合，更易关闭共同开口；②术者可一直站在患者右边不需改变体位；③更方便观察及控制吻合口出血。劣势：①胆汁、胰液较易经胃空肠吻合口反流入残胃，导致吻合口溃疡、反流性胃炎发生；②该吻合方式有时会造成吻合口逆向蠕动而导致食物通过不畅，甚至瘀滞综合征发生，常见于Treitz韧带位于脊柱右侧患者。远期生活质量，Billroth-Ⅱ与Billroth-Ⅰ相比，前者并未对远期生活质量造成明显影响。

（3）Billroth-Ⅱ式+Braun吻合

Billroth-Ⅱ式+Braun吻合即在Billroth-Ⅱ式吻合基础上加做Braun吻合（空肠-空肠侧侧吻合），该吻合方式即在Billroth-Ⅱ式吻合时，在距胃空肠吻合口10~15 cm处空肠输入袢、输出袢之间加做Braun吻合，旨在通过输入袢与输出袢间的短路吻合，对胆汁、胰液、十二指肠液等消化液起一定分流作用，从而降低单纯Billroth-Ⅱ吻合术后胆汁反流、输入袢梗阻、十二指肠残端漏风险。研究表明，Braun吻合可达到持续性转流部分碱性消化液作用。此外，该种吻合术由于消化液短路分流，使十二指肠残端压力大大减低，在一定程度上降低了十二指肠残端瘘的风险。

(4) Roux-en-Y 吻合与 Uncut Roux-en-Y 吻合

腹腔镜下 Roux-en-Y 式吻合操作较为复杂，其主要操作步骤为：距屈氏韧带 10~20 cm 处用直线切割闭合器离断并闭合空肠，用 Billroth-Ⅱ式吻合法将远端空肠与残胃吻合，然后在距残胃-空肠吻合口 40~60 cm 处，分别于近、远端空肠系膜对侧缘各切一小孔，分别置入直线切割吻合器两臂，完成空肠侧侧吻合，检查后关闭共同开口。Roux-en-Y 吻合优势：①可有效预防和治疗术后碱性反流性食管炎、倾倒综合征等并发症；②在全腔镜术中，可借助辅助切口完成肠肠吻合口缝合加固，再重新建立气腹完成残胃空肠吻合。但完全腹腔镜 Roux-en-Y 吻合操作较为复杂，吻合口数量多，吻合口瘘等消化道重建后并发症较多，如 Roux 袢瘀滞综合征（RSS）。

此外，2005 年 Uyama 等首次报告 Uncut Roux-en-Y 吻合方法。操作步骤如下：在完成淋巴结清扫后，用直线切割闭合器离断十二指肠和远侧胃。近端空肠距 Treitz 韧带 15~20 cm 处用直线切割闭合器完成结肠前残胃空肠侧侧吻合；关闭共同开口。距吻合口 2~3 cm 处用无切割作用闭合器行输入袢空肠阻断。距吻合口 25~30 cm 远端空肠与距 Treitz 韧带 10~15 cm 近端空肠行侧侧吻合

(Braun吻合)。Uncut Roux-en-Y吻合优势：①腹腔镜下操作更为简便，无须游离肠襻和离断系膜血管，保护空肠系膜血管，保证吻合口空肠侧血供，降低吻合口漏发生率；②不需切断空肠，维持空肠肌神经连续性，防止空肠壁上出现异位起搏点而致肠管逆蠕动，从而减少排空延迟或滞留综合征发生；③Braun吻合和输入袢空肠阻断，降低了十二指肠残端压力，降低发生残端瘘风险。但该方法可能出现输入袢空肠阻断后再通情况。

2.全胃切除后消化道重建

完全腹腔镜全胃切除术消化道重建方式主要采用食管空肠Roux-en-Y吻合和功能性空肠代胃吻合。

（1）食管空肠Roux-en-Y吻合

食管空肠Roux-en-Y吻合为目前完全腹腔镜全胃切除术后消化道重建的主要吻合方式。食管空肠吻合可借助管型吻合器或直线切割缝合器实现，也可用全腔镜下手工缝合。完全腹腔镜食管空肠吻合方法如下：①使用管型吻合器行食管空肠端侧吻合，抵钉座的置入方法多采用反穿刺法和经口置入抵钉座装置法，即OrvilTM法（吻合时均需要做腹壁小切口，将管状吻合器身置入并重新建立气腹）；②用直线切割闭合器行食管空肠侧侧吻合功能性端端吻合（FEEA），食管空肠顺蠕动侧侧吻合（Overlap法），延迟离断小肠的改良Overlap法和π型吻合。

采用圆形吻合器进行Roux-en-Y时，腔镜下抵钉座的放置是主要难题。目前抵钉座放置主要采用以下两种方法。

反穿刺法：反穿刺法由Omori等在2009年首次报道。具体操作为：使用2-0带针线穿过抵钉座尖端的小孔，线尾打结。充分游离腹段食管，于食管前壁做一小切口，经此切口向头侧置入抵钉座，然后在切口头侧1~2 cm处的食管前壁缝针反向穿出，引出抵钉座并抽紧，最后使用直线切割闭合器在抵钉座下方闭合离断食管。操作中须注意：①先用腔镜阻断夹阻断贲门，防止胃内容物反流，更符合肿瘤根治原则；②先放置抵钉座再切断食管，在食管牵拉下容易置入抵钉座；③用光滑且抗张力较强的带针缝线，缝线长度以10~15 cm为宜；④带针缝线在食管前壁打开处上方至少1 cm反向缝出；⑤保持抵钉座稳定，将直线切割闭合器在抵钉座下方、食管切口上方夹闭食管壁全层，然后通过牵拉缝线拖出抵钉座，再行击发。这种方法最大优势在于用切割闭合器代替传统的荷包缝合,简化了操作步骤,易于掌握。

OrvilTM法:该法由Jeong等2009年首先报道。这种方式与以往圆形吻合器吻合最大区别在于,是经口由上而下自食管内置入抵钉座。具体如下:完成胃游离和淋巴结清扫后,用直线切割闭合器闭合食管下段。充分润滑Orvil的钉砧头及引导胃管后,经口置入引导胃管,当引导胃管触及食管残端时,用电刀或超声刀在食管残端开一直径约3 mm小孔并缓慢引出引导胃管,直至抵钉座达食管断端。操作中须注意:①充分润滑并始终保持钉砧头光面朝向病人硬腭,以利钉砧头顺利通过口咽部及上端食管,必要时可请麻醉师协助松开气管插管气囊;②当钉砧头中心杆从食管残端引出后,剪断连接线,拔除引导胃管,这时钉砧头会自动恢复至展开状态,即可进行吻合;③食管残端开口避免过大,直径以仅能通过引导胃管为宜,引导胃管经主操作孔拖出至腹腔外;④腹腔镜下抽拉引导胃管时注意力度控制,避免用力过大导致食管撕脱。

尽管目前种种办法解决了抵钉座置入问题,但这种置入圆形吻合器的过程降低了完全腹腔镜手术的微创优势。相比之下,直线吻合在完全腔镜下操作更加方便,而且美容效果更佳。

FEEA法具体操作如下：充分游离食管腹段、横断食管，在其上方开口，距Treitz韧带约15 cm离断空肠，上提远端空肠，将空肠置于食管左侧，空肠断端朝向足侧，在食管和空肠两个断端分别戳孔，插入直线切割器后完成食管空肠侧侧吻合，然后关闭共同开口。由于食管与空肠蠕动方向相逆，又称为逆蠕动吻合法。操作中须注意：①充分游离食管下段至少5 cm，切断食管时靠近贲门；②移除标本确认安全切缘后再进行吻合；③把空肠置入食管左侧，利于在狭小空间进行操作。该法优势在于避免管型吻合器抵钉座置入和荷包缝合困难，同时不受食管管径影响，吻合口直径大，术后吻合口狭窄发生率降低。但此法有一个缺陷，即吻合后空肠输出端存在一个拐角。

π型吻合：π型吻合相当于FEEA改良，吻合先于肿瘤切除。该法同FEEA不适于食管离断位置要求相对较高病人，虽简化了操作步骤，缩短了吻合时间，但同时存在一个明显缺陷：无法在消化道重建之前检查切缘。

Overlap吻合法具体操作如下：充分游离食管腹段并横断食管，Treitz韧带约15 cm离断空肠，在远端空肠对系膜侧及食管切缘的左侧各切一小口，将直线切割闭合器两臂伸入空肠和食管切缘之小孔，击发后确认吻合满意后闭合共同开口。该技术改善了FEEA存在的拐角问题，且食管与空肠蠕动方向相同。操作要点：①充分游离食管下段至少5 cm，切断食管时勿过高，建议切断食管距离贲门小于3 cm；②保证顺蠕动上提空肠，空肠系膜无张力；③侧侧吻合时，直线切割闭合器插入食管和空肠时必须注意力度的控制，建议将钉仓臂置入空肠，钉砧臂置入食管。可用胃管引导，以协助确认钉砧臂进入食管腔内，避免进入假腔。击发前试行拔动胃管，证实其未被夹入吻合器内；④关闭共同开口时，建议可使用倒刺线连续缝合；⑤无论是借助器械闭合或是手工缝合食管空肠共同开口，应避免浆肌层包埋过多以致发生吻合口狭窄。

（2）功能性空肠代胃吻合

腔镜全胃切除后功能性空肠代胃手术以间置空肠和Roux-en-Y+Pouch为主，但是腔镜下操作困难，步骤烦琐且增加吻合口和术后并发症等，目前报道较少，有待探索。

3.近端胃切除后消化道重建

近端胃切除后消化道重建包括食管残胃吻合、管型胃食管吻合、双通道吻合、Giraffe重建术、食管胃吻合双肌瓣成形术等。食管残胃后壁吻合简单易行,劣势为反流性食管炎发生率很高;食管残胃前壁吻合可形成类似胃底结构以形成His角发挥防反流作用,但不易在食管背侧牢固支撑残胃,术后反流性食管炎发生率仍然较高;食管残胃侧壁吻合在人工胃底压力增大时,吻合口呈闭合状态发挥抗反流作用,不足在于操作相对复杂,该术式将残胃固定在左右膈肌脚处,重建人工胃底;然后行食管胃侧侧吻合,插入线性吻合器逆时针旋转后固定并击发,以确保胃壁缝合在食管侧壁。

管型胃食管吻合优势:①可在残胃顶端形成类似胃底结构,平卧位时,反流的胃液暂时储存于"胃底",可避免直接反流至食管下端;②管型胃切除部分胃窦,减少胃泌素和胃酸的分泌,且管型胃基本保持了胃的解剖结构,较行传统残胃食管吻合患者具有更高生活质量。管型胃的长度较长,可保持较低的吻合张力,适用于食管切缘较高的患者。但该法抗反流能力有限。管型胃的裁剪一般使用直线切割缝合器,费用相对较高。双通道吻合可扩大胃肠吻合口利于食物通过，具有较强的抗反流能力，但重建较为复杂，包含了食管-空肠吻合、空肠-空肠吻合、空肠-胃吻合等多种腔内吻合技术，花费较高。

Giraffe重建术优势：①具有良好的胃排空能力，因完整保留远端部分胃，从而使残胃具有食物储存及排空能力；②具有良好的抗反流作用。His角为食管与胃底形成的锐角，是一能活动的活瓣，在正常机体起到抗反流作用。但该法需要间置管状胃、重建his角及胃底，操作相对复杂，费用较高。食管胃吻合双肌瓣吻合增加了食管下端压力，减少反流性食管炎发生，具有较强抗反流能力，且手工缝合减少花费。该法不足：操作复杂，需在残胃切缘下方制作"工"字形浆肌瓣，然后在此"窗口"下缘切开黏膜及黏膜下层，将食管切缘与黏膜及黏膜下层进行吻合，最后将两浆肌瓣覆盖在食管下段及吻合口上层。

五、并发症的预防和处理

手术并发症的防治是提高腹腔镜胃癌手术质量的主要途径之一。日本内视镜学会（JSES）的全国调查显示腹腔镜胃癌术后并发症（14.3%、9.0%和8.2%）逐年减少。韩国腹腔镜胃癌协作组（KLASS）一项多中心、前瞻性、随机对照研究的中期报告显示，腹腔镜和开腹治疗早期胃癌并发症发生率分别为10.5%（17/179）和14.7%（24/163），$P=0.137$。中国腹腔镜胃癌协作组（CLASS）对腹腔镜和开腹治疗进展期胃癌进行了一项多中心、前瞻性、随机对照研究，腹腔镜组术后并发症发生率与开腹组相比无统计学差异（15.2% vs. 12.9%，$P=0.285$）。

（一）术中并发症

1.术中出血

导致术中出血并发症发生的主要原因包括解剖层次不清、血管解剖变异、能量外科器械使用不规范等。因此，在掌握腹腔镜手术操作技巧情况下进行精细操作是避免术中出血的重要方法。首先，应保证术中操作在正确解剖层面内进行；其次，应规范使用能量外科器械，超声刀工作面以及电刀需时刻在显示器可见范围内；最后，在贴近肝脏、胰腺、脾脏等重要脏器部位时，助手应通过应用牵拉显露技巧，给术者留足操作空间，避免脏器误损伤导致出血发生。

2.术中脏器损伤

腹腔镜胃癌术中因手术牵拉显露不当、外力撕扯或能量外科器械使用不规范，易造成术中脏器损伤，其中脾脏、胰腺、肝脏及结肠是最易损伤脏器。

脾脏损伤是腹腔镜胃癌术较常见、处理也较难的并发症之一。据文献报道，胃癌根治术中医源性脾损伤并发症发生率为4%~10%。牵拉胃结肠韧带、脾胃韧带时用力过度导致脾脏被膜撕裂出血，或能量外科器械误伤脾脏及脾门部血管是导致脾脏损伤的主要原因。对于脾脏包膜撕脱或表浅撕裂，可采用压迫止血、电凝止血；而对于脾门血管损伤，则需采用血管夹闭或血管缝线修补等方法，而对较严重脾实质损伤或脾血管损伤出血无法控制时，可能需行脾脏切除。

肝脏损伤多由于助手将肝脏左叶挑起显露时器械头端误伤，或因腔镜下方向感、距离感缺失、视野盲区等原因导致腔镜器械进出时误伤肝脏。术中肝脏损伤出血时可采用纱布压迫或采用电凝止血。

胰腺是胃癌手术主要解剖标志，胰腺上缘区域淋巴结清扫是腹腔镜胃癌手术淋巴结清扫的重点以及难点区域。在清扫胰腺上区淋巴结时，助手使用器械下压胰腺，或是主刀清扫该区域肿大淋巴结时，均有可能损伤胰腺实质。因胰腺血供丰富，若腺损伤出血无法通过电凝止血，可采取压迫或缝合止血。需注意是，胰腺损伤范围较大时，有致术后胰漏风险，应妥善缝合，合理安置引流，并应用生长抑素减少胰液分泌。

腹腔镜胃癌手术中结肠损伤可分为结肠壁损伤及结肠系膜损伤，常见原因为助手牵拉力度过大或夹伤结肠壁，或因牵拉张力不足、解剖层面不清时损伤结肠壁或结肠系膜，以及操作过程中能量外科器械的热灼伤。若术中结肠损伤未及时发现，术后有迟发性肠穿孔可能。因此，为避免结肠损伤，在进行大网膜游离时，主刀与助手应默契配合，清晰显露游离平面，注意能量外科使用规范，降低结肠损伤风险；在手术结束前应仔细检查游离清扫所经平面，避免漏判已发生结肠损伤。

（二）术后并发症

1. 出血

虽然，随着腹腔镜技术普及、腹腔镜手术相关设备发展，胃癌术后腹腔出血发生率相对较低，其发生率为0.4%~2.9%。一旦发生术后出血，常比较严重，是术后二次手术主要原因之一。术后血管性出血多是由于血管夹及焦痂脱落，或术后并发胰漏、十二指肠残端漏、吻合口漏造成消化液腐蚀血管引起腹腔出血。术后吻合口出血主要原因为吻合器选择不当、吻合不可靠与吻合口漏等。因此，术中仔细操作、严格止血、关腹前仔细检查是预防术后腹腔出血重要措施。对部分术后出血，经保守治疗多数可避免二次手术，但需严密监测患者情况。一旦保守治疗无法控制，应及时再手术止血。此外，介入栓塞、内镜下止血，也是有效止血措施。

2.吻合口漏

吻合口漏（消化道瘘）是吻合口处组织发生缺损从而导致消化管腔内外形成的异常通道。包括胃空肠吻合口漏、胃十二指肠吻合口漏、食管空肠吻合口漏、食管残胃（或管胃）吻合口漏以及十二指肠残端漏等，发生率为0.3%~1.9%。吻合口漏是引起术后腹腔感染主要原因。

一旦术后出现腹腔内感染临床征象，即应考虑漏的发生。腹部引流管引出或腹腔穿刺抽出消化液即可判断存在消化道漏，口服亚甲蓝后观察腹腔引流液情况可做初步判断，上消化道造影与CT等检查可帮助进一步了解漏的情况。

导致发生吻合口漏原因较多,除患者全身情况(如术前低蛋白血症等营养不良情况、重度贫血、术前曾行新辅助化疗、放化疗或转化治疗、长期使用糖皮质激素、合并肥胖、糖尿病、肝硬化、慢性肾病等基础疾病)、吻合器选择不恰当、局部血运欠佳、吻合口张力过高等均有可能增加吻合口漏发生风险。因此,熟悉吻合口性能及成钉高度、术中规范操作避免血管损伤和张力过高等是预防吻合口漏有效预防手段。吻合完成后需观察吻合效果,如出现组织水肿、吻合后成钉处切割明显、局部缺血等情况时,应考虑缝合加固或重新吻合。

3.胰漏和胰腺炎

腹腔镜胃癌根治术后胰漏和急性胰腺炎发生率较传统开放手术高,其与术中胰腺损伤相关。术后胰漏极易并发腹腔感染和脓肿,甚至造成严重全身性感染和腹腔大出血直接威胁患者生命。术者与助手的熟练配合与精细操作减少胰腺损伤,是降低术后胰瘘发生率重要手段。术后一旦发生胰瘘,应保持腹腔引流通畅并及时使用抑制胰腺分泌和抑制胰酶活性的药物,必要时实施外科手术引流和灌洗。

4.淋巴漏

淋巴结清扫过程中淋巴管处理不确切是引起术后淋巴漏的主要原因。由于腹腔镜胃癌手术普遍采用超声刀进行组织切割与游离，理论上术后淋巴漏发生率和引流量比传统开腹手术更低。当发生淋巴漏时，若漏出量小于500 mL/d时可选择保守治疗，包括营养支持、低脂饮食及生长抑素类药物应用等，必要时还需加用抗生素，防止继发腹腔感染；绝大部分淋巴漏可以通过保守治疗好转。术后淋巴漏的发生与忽视淋巴管断端的处理密切相关，在腹腔镜胃癌手术淋巴结清扫过程中发现较粗的淋巴管时应予血管夹夹闭，淋巴结清扫完成后应重点检查胰腺上缘区域的清扫创面，若发现胶冻样液体渗出，应在直视下确切妥善缝扎或夹闭。

5.肠梗阻

腹腔镜胃癌手术后肠梗阻原因复杂，术后炎症反应发生与腹腔粘连发生是术后肠梗阻产生的主要原因。在腹腔镜手术中，由于术者双手未进入腹腔，对胃肠道干扰小，与开腹比，会降低术后肠梗阻发生。术中应尽量避免消化道重建时消化液造成的腹腔污染，手术创面彻底止血；术中应关闭肠系膜裂孔且术后需鼓励患者早期下床活动等，以期降低术后肠梗阻发生风险。术后肠梗阻一旦发生，应尽早采取禁食、胃肠减压、营养支持等治疗，并密切观察生命体征及腹部体征，必要时手术治疗。

6.残胃排空障碍

残胃排空障碍是胃癌术后常见并发症之一，发生率为1.0%~4.1%，可分为功能性残胃排空障碍和机械性残胃排空障碍。功能性残胃排空障碍病因复杂，可能与手术应激使交感神经兴奋，抑制胃肠平滑肌收缩有关，也可能与残胃本身水肿以及血供等相关。功能性残胃排空障碍治疗上应采用禁食、持续胃肠减压、促进胃肠道蠕动、加强肠外营养等治疗措施。需注意的是，在排除机械性梗阻的情况下，残胃排空障碍切忌手术治疗。机械性胃排空障碍主要是由于吻合口狭窄、吻合口水肿、吻合口瘢痕等引起的排空障碍。对术后机械性胃排空障碍患者，首选保守治疗，包括胃肠减压、营养支持等；若持续保守治疗无效，可考虑再次手术治疗。

7.腹内疝

腹腔镜胃癌术后内疝形成发生率约为2.0%，略高于开腹手术后内疝的发生率（0.9%），其中Petersen's疝是最常见腹内疝类型。术后内疝是导致术后肠梗阻的重要原因之一，术中未关闭Petersen's间隙、空肠系膜间隙以及腹腔镜术后粘连较轻是发生术后内疝的主要原因。术后内疝诊断明确后，应尽早手术治疗。

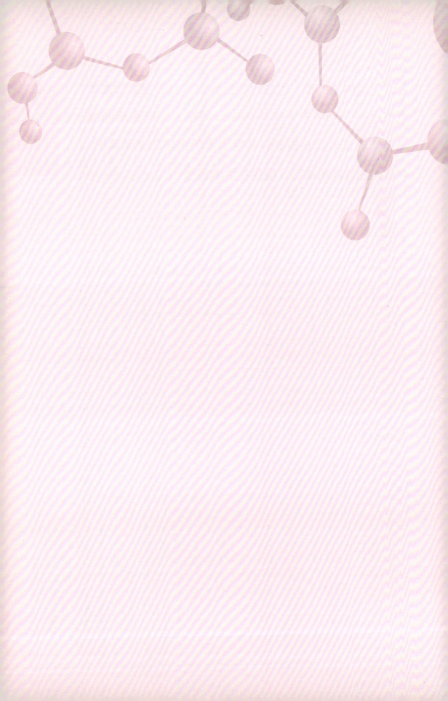

第七章 结直肠癌的腹腔镜技术

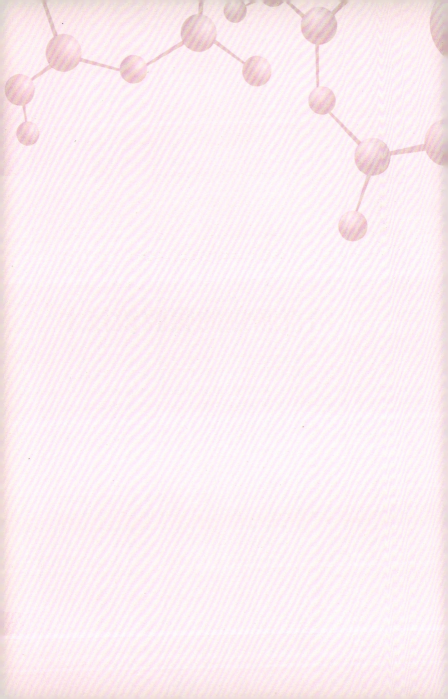

一、总论

(一) 基本原则

结直肠癌腹腔镜手术需遵守手术损伤效益比原则 (surgical risk-benefit balance principle, SRBBP)、肿瘤功能外科原则 (function preservation in oncology surgery principle, FPOSP)、无菌无瘤原则等肿瘤外科治疗原则。中低位直肠癌腔镜根治术推荐遵循全直肠系膜切除 (total mesorectal excision, TME) 原则, 结肠癌腔镜根治术推荐遵循全结肠系膜切除 (complete mesocolic excision, CME) 原则。切除病灶部位及所属区域淋巴结, 实现根治和器官功能保护兼顾。肿瘤切除范围与淋巴结清扫也是无瘤原则的重要考量指标。

(二) 基本要求

1. 手术团队

腔镜手术团队要有扎实的腔镜手术基本功、娴熟的手术操作技能和配合技巧, 只有团队的默契配合才能保证手术顺利实施。对局部晚期肿瘤、需行联合脏器切除、术后复发、肥胖和开放手术史等疑难复杂患者的因素, 更要充分考虑手术团队的经验和技术, 审慎应用腔镜技术。经允分术前评估, 全面衡量患者因素、肿瘤因素及手术团队因素，再决定是否采用腔镜手术，切忌为了微创而不顾患者安全强行采用腔镜技术。

结直肠癌腔镜手术和开腹手术同样需要无菌术和无瘤术。为确保腔镜手术操作过程中无菌术与无瘤术实施，需要把控以下几个方面：①术者要具有良好无菌与无瘤观念，这是任何手术操作都需具备的大前提；②术前必须进行充分肠道准备及围手术期抗菌药物的合理使用；③必须掌握一定手术操作技巧，重视手术团队的整体配合，尤其是体内消化道重建和标本取出环节，同时，术中可能污染或接触肿瘤的物品应置于单独收纳袋中，避免造成潜在种植转移或切口感染，这是保证无菌无瘤操作的核心步骤。

2.显像平台

腔镜手术对大部分患者是一种安全且微创的选择，开展单位应具备2D高清、3D或4K腹腔镜显像平台技术，结直肠手术中亚微结构在高清视野下能清晰显示，实现术中更精确解剖。

3.能量与器械平台

能量外科器械提供可靠、安全的血管凝闭功能及快速切割效率，同时应注意减少能量器械热效应，避免周围组织副损伤。根据不同手术场景合理选择单极和双极电设备、超声刀等能量器械,以达到精细切开、分离、闭合的目的,同时在手术过程中应注意对重要组织、血管、神经等进行保护,避免出现血管损伤与神经功能障碍。随着腹腔镜器械的种类愈发繁多、功能不断细化,如何"化繁为简"成为外科医师实际临床需求。腔镜常规手术器械:分离钳、无损伤胃和肠道抓钳、剪刀、持针器、血管夹和施夹器、标本袋、荷包钳、切口保护器等。熟悉各种腹腔镜器械特点,并熟练掌握其在结直肠癌手术中的运用技巧,充分暴露牵拉,保持合理张力,避免钳夹组织器官的损伤是结直肠外科医师必备的基本技能之一。

4.特殊平台与准备

手术机器人以达芬奇(da Vinci)外科手术系统为主,由影像处理平台、病人手术平台和医生操控台3部分组成。影像处理平台为术者提供放大10倍的高清三维图像,赋予手术视野真实纵深感,更有利于医师对手术的把控。病人手术平台置于手术台旁,具有4条机械臂,用于安装镜头或手术器械。机器人手术器械具有独特可转腕结构,可进行540°旋转,突破了双手动作限制,使操作更灵活，尤其适合狭小空间内的手术。术者坐于控制台前，实时同步控制床旁机械臂全部动作。机器人计算机系统自动滤除术者动作中不自主颤动，使操作更稳定。

NOSES腹腔内手术操作与常规腹腔镜要求相似，主要区别在于取标本的工具分为硬质和软质两种，软质工具有更好可塑性和弹性，不受标本大小限制，只要自然腔道条件允许，均可取出，主要包括切口保护套、保护套、无菌标本袋等。硬质设备韧性更好，具有良好支撑作用，标本环周径小于设备口径时，可顺利将其取出，但环周径大于设备口径，标本将很难取出。硬质工具主要包括塑料套管、经肛内镜等。

（三）切除范围与消化道重建

切除范围包括肠管切除范围与淋巴结清扫程度，遵循肿瘤学原则、血液供应原则和有利于消化道重建原则三个原则。

切除肠管长度：结肠癌切缘距离肿瘤边缘大于或等于10 cm；中高位直肠癌远切缘距离肿瘤大于或等于3 cm；低位直肠癌远切缘距离肿瘤大于或等于2 cm；对T1~2期直肠癌或T2~4N0~1期且行新辅助治疗有效的中低位

直肠癌,远切缘距离肿瘤1 cm亦可行,但需术中冰冻证实下切缘阴性。肿瘤原发灶、肠系膜及区域淋巴结一并切除;结肠癌根治术需遵循CME原则,直肠癌根治术需遵循TME原则。

以术前评估或术中探查的结直肠癌淋巴结转移情况和肿瘤浸润肠壁深度为依据。术前、术中确认或怀疑淋巴结转移时,需行D3淋巴结清扫。未发现转移者,依据肿瘤浸润肠壁深度决定淋巴结清扫范围:①pTis癌无淋巴结转移,无必要行淋巴结清扫(D0),cTis癌行肠管切除时也可进行D1清扫。②pT1癌约有10%存在淋巴结转移,也有约2%存在中间组淋巴结转移。故对cT1期结直肠癌浸润至黏膜下层者,需行D1清扫,也可选择性行D2淋巴结清扫。③对cT2期结直肠癌(浸润至固有肌层者),至少须行D2淋巴结清扫;另外pT2癌存在约1%的主淋巴结转移,考虑术前很难对浸润深度进行精确判断,亦可选择行D3淋巴结清扫。④对cT3期以上的结直肠癌,须行D3淋巴结清扫。其他特殊位置的结直肠肿瘤按照具体肿瘤淋巴结清扫原则进行。

结直肠消化道重建主要分三种方式,端端吻合、功能性端端吻合和功能性侧侧吻合。结直肠腔镜术中,器械吻合作为首选，手工缝合为其重要补充。本指南建议遵循以下几个原则：①确保肿瘤根治性切除前提下，根据切除结直肠的范围，选择安全可行的消化道重建方式；②术中要确保吻合口张力小、血运好，并保证吻合口通畅无狭窄；③保证肿瘤功能外科原则，减少不必要组织损伤，兼顾消化道生理功能；④对直肠癌低位、超低位吻合保肛手术，如存在吻合口漏高危风险或患者进行了新辅助放化疗，酌情进行回肠保护性造口。吻合前必须检查肠壁血运、吻合口张力、系膜方向是否扭转；吻合后检查吻合口渗漏、是否有出血、通畅程度等情况，检查包括充气注水试验、术中肠镜检查等。对吻合不确切者，可于腔镜下进行吻合口加固缝合。对中低位直肠吻合保肛手术，也可采取经肛吻合口加固缝合。

（四）取标本原则

无论选择何种取标本途径，均需遵循肿瘤功能外科原则和手术损伤效益比原则。常规腹腔镜结直肠癌根治术，腹部辅助切口的选取应按以下原则进行判定和选择：

1. 就近原则

首先应根据肿瘤部位及肠系膜游离度和长度，以就近原则选择方便标本取出的最近位置作为切口位置。如右半结肠切除术可选择右侧旁正中切口或上腹正中切口,直肠手术可选下腹正中切口或耻骨上部横切口等。

2.利于重建原则

将肠道和系膜充分游离后,综合考虑肠系膜游离度和长度、拟定消化道重建方法和位置、吻合操作的便捷性等多方面因素进行判定,进而选择上腹部切口或下腹部纵切口、横切口等,以辅助切口有利于安全便捷的消化道重建为主要判定原则。

3.少疤无痛原则

对辅助切口的切开和缝合应以最大程度实现最少疤痕甚至无可见疤痕为整体原则操作。如选择横切口作为辅助切口可以沿着Langer's皮纹线的走行方向切开,缝合时尽量采用连续或间断皮内缝合,从而最大程度减轻术后疼痛和疤痕。针对部分直肠癌新辅助治疗后需行回肠预防性造口或永久性造口患者,可经造口切口建立无菌无瘤通道作为辅助取切物切口,即借道NOSES方式。

4.切口隐蔽原则

对必须做的辅助切口,应考虑将切口隐蔽于更加有利于美观的部位。比如下腹部手术可将辅助切口选择在耻骨上横行切口。有手术史患者可通过原手术切口（如阑尾炎切口或剖腹产切口）等腹壁切口作为辅助切口。

5.切口大小应适中

辅助切口长度应以能取出切物的最小长度为宜，同时要有相应保护套，避免过度挤压、牵拉肿瘤，防止造成肿瘤破碎、撕裂导致肿瘤的医源性播散与种植。

（五）患者准备

1.肠道准备

肠道准备是指包括控制饮食、导泻、灌肠及联合口服抗生素的肠道准备方法。本指南要求对拟行腔镜术的患者做术前肠道准备，可采用如下方案：①饮食调整：术前3天开始半流质饮食，术前1天禁食；②口服导泻剂：无梗阻症状患者目前常用方法为术前1天口服导泻剂。

2.心理调整

对于患者，手术既能解除病痛，也会带来极大的心理刺激。由于对腹腔镜结直肠手术不了解，术前患者及家属对手术会产生恐惧、焦虑、紧张等心理状态，需充分说明并取得同意，共同决策治疗方案。术前加强心理干预，给患者方详细讲解手术目的、必要性、方法、腔镜手术优点、气腹压力和CO_2对机体的影响，以及如何正确对待术中、术后可能的创伤和问题,使患者心理上有充分准备,如果术前焦虑明显,适当给予镇静剂,保证充足的睡眠。

(六)中转开腹指征

中转开腹是手术方式的转化和手术继续,不是手术失败和并发症,是保障患者安全和疗效的重要手段。结直肠腔镜手术中转开腹原因包括患者全身因素、肿瘤因素和医源性因素等。在腔镜手术过程中,患者因气腹压力增高导致呼吸循环不稳定,无法耐受时需及时中转开腹。局部晚期肿瘤累及多脏器、大血管等重要组织结构,腹腔镜下无法完成分离;肿瘤巨大、空间狭窄导致暴露困难;术中重要或复杂组织器官副损伤,难以在腔镜下修复;难以控制的大出血等;设备故障;手术难度大,存在手术熟练度不够,团队配合不默契等技术障碍,应主动中转开腹手术。

二、常规术式操作规范

(一)直肠癌

1.适应证

癌肿位于直肠及肛管,包括直肠腺癌,腺鳞癌,神经内分泌癌,经放疗后失败的肛管鳞癌,不适合局部切除的黑色素瘤、神经内分泌肿瘤及间质瘤，不适于内镜切除的T1期直肠癌及直肠腺瘤恶变，复发直肠癌等。

2.绝对禁忌证

（1）既往腹部手术史，腹腔内严重粘连。

（2）合并急性肠梗阻，且无法有效建立气腹，显露手术野。

（3）难以纠正的严重凝血功能障碍，或合并易引发出血的基础性疾病。

（4）伴随严重的心、肺、脑等重要脏器合并症，全身状况差，不能耐受全麻及不能耐受长时间CO_2气腹的患者。

3.相对禁忌证

（1）重度肥胖患者，导致癌肿暴露困难。

（2）腹腔内淋巴结转移广泛、清扫困难的中晚期直肠癌。

（3）肿瘤体积较大、分离困难。

（4）肿瘤侵犯周围组织或器官，需要行联合脏器切除手术。

4.手术站位与打孔位置

（1）手术站位

患者取截石位。术者站于患者右侧，助手站于患者左侧，扶镜手站于术者同侧或头侧。患者右侧大腿应与腹部基本平齐。探查结束后手术床头低倾斜30°~40°。

（2）戳卡布局

①腹腔镜镜头戳卡孔（10/12 mm）：位于脐孔上方。

②主操作孔（12 mm）：麦氏点稍偏内。

③术者辅助孔（5/10 mm）：右锁骨中线平脐位置，与主操作孔至少一拳距离，且避开腹腔镜镜头的干扰。

④助手辅助孔（5 mm）：反麦氏点，主要用于牵拉及放置引流管，避开腹壁下血管。

⑤助手主操作孔（5/10 mm）：与术者辅助孔对称。

5.手术入路

手术入路包括经腹、经肛和经腹经肛联合。手术可在腹腔镜或达芬奇机器人腔镜辅助下完成。目前最常用的手术方式仍然是腔镜辅助经腹直肠癌根治术，机器人辅助的手术疗效与腹腔镜手术相当，但并未带来显著疗效优势。经肛TME手术（transanal total meso-rectal excision，TaTME）逐步成为直肠癌根治术可选入路之一，主要适用于低位直肠癌保肛术式，但对于初学者吻合口漏发生风险更高。经腹会阴联合切除术的会阴部手术可在截石位或折刀位下完成，尤其肿瘤在侧壁、前壁外侵明显病例，应优选在折刀位下切除部分骶尾骨后进行，可做到直视下完成直肠前壁分离，达到更安全的环周切缘。目前并无研究显示不同手术入路在根治效果及生存方面存在差异，手术入路仍然依据外科医生习惯、擅长及肿瘤特征等选择。

6.淋巴结清扫范围

按TME原则腹膜反折及以上直肠癌建议行部分直肠系膜切除术，反折以下肿瘤建议行全直肠系膜切除术。推荐行肠系膜下动脉根部淋巴结（包括第253组淋巴结）清扫，保留或者不保留左结肠动脉。对侧方区域存在肿大淋巴结，影像学确诊或疑诊转移者术前治疗后行选择性侧方淋巴结清扫术，但目前对侧方淋巴结的影像学诊断尚缺乏统一诊断标准。

7.膜解剖与血管、神经、输尿管的保护

直肠固有筋膜来源于腹膜下筋膜深层，这些筋膜包裹肠系膜下血管、神经及淋巴脂肪组织，形成相对完整的封套，是恶性肿瘤播散的通路，也是全直肠系膜切除术能提高直肠癌根治性的解剖学基础。胚胎发育到11~16周，远端直肠周围的腹膜腔消失，原始直肠与尿生殖膈中充填间充质组织，这些组织在后期发育中因压力诱导形成不同致密程度的Denonvilliers筋膜。该筋膜向两侧分为多层包绕、分割血管神经束，而血管神经束内部供应前列腺精囊腺或阴道的膀胱下动脉/阴道动脉常常与直肠中动脉共干，这些血管分出细小分支供应远端直肠及前列腺与阴道等泌尿生殖器官。直肠系膜侧后方存在腹下神经前筋膜和骶前筋膜两层筋膜结构。其中，腹下神经前筋膜向前延续为Denonvilliers筋膜，并与直肠固有筋膜在2点及10点方向形成致密粘连，腹下神经前筋膜被发现可分为两层，包绕腹下神经及输尿管，并进而包绕盆丛神经；骶前筋膜向侧方分叉包裹髂内血管及其分支，并进而与肛提肌上筋膜及肛提肌下筋膜相延续。外科手术经常能观察到骶3~4与远端直肠间存在直肠骶直肠筋膜，即Waldeyer's筋膜，手术中必须锐性切断这层筋膜才能进入到疏松的肛提肌上间隙。

由于各层筋膜的胚胎起源不同，为筋膜及其内部结构供血的微血管亦具各自特征：其一，与皮下及黏膜下的血管网类似，每层筋膜均有其相互独立的微血管网，而对于覆盖输尿管、腹下神经及盆丛神经的筋膜，其表面微血管走行方向与输尿管及神经走行一致，分布于远端直肠系膜固有筋膜表面的微血管，在直肠系膜前方，走行向头侧并稍向内侧，在直肠系膜后方的微血管，其走行为向内侧及向肛侧。其二，分布于肠固有筋膜和壁层筋膜的微血管间仅存在少量交通支。这种脏壁层筋膜间缺乏交通支的现象，可能解释是腹膜腔发育的时期，侧中胚层即被分割为成脏层中胚层和成壁层中胚层，两者分别是肠固有筋膜和后腹膜下筋膜（深层）的胚胎来源。

膜间隙的辨认主要通过两点：

（1）组织黄白交界的偏黄色侧，当两侧筋膜间无血管疏松组织受到牵拉后，会形成白色"发丝样"结构，由于腹膜后的"壁层"筋膜具有多层结构，因而在不同层次间均可能出现发丝样结构。而最靠近直肠系膜（黄色侧）才是真正的分离平面，也可理解为最靠近肠固有筋膜的平面（inner-most plane）。在组织相对致密处，融合筋膜（Toldt's筋膜）或Denonvilliers筋膜等均可形成白色结构。

（2）以筋膜表面的微血管为辨认标识，如前描述，每层筋膜均有相对独立的网状血管分布，沿输尿管、自主神经表面筋膜的血管，与相应结构走向一致。当筋膜（壁层）受到牵拉而"折叠"时，其表面的微血管也因此发生"折角",因而壁层筋膜上的血管的折角点或消失点,即代表壁层筋膜与脏层筋膜的交界平面。在高清晰腹腔镜的图像下,微血管的可辨认度远高于筋膜或自主神经本身,因此可以通过血管的分布及走行特征来辨识不同的筋膜。

8.直肠切除范围及冲洗

对于低位直肠癌,均应行标准TME手术,直肠肠管远切缘距离肿瘤下缘应大于1~2 cm,切缘有疑虑时应行术中冰冻病理检查;对于中高位直肠癌应满足系膜切缘在5 cm以上,肠管远切缘在3 cm以上。肠管近端切缘一般要求在10 cm以上,具体近端切除长度依据乙状结肠长度、血供、新辅助治疗等因素决定。直肠离断前应采用粗丝线或捆扎带阻断肿瘤远端肠腔,彻底冲洗远端直肠腔后,再采用直线切割闭合器离断直肠。

9.侧方淋巴结清扫

(1)手术指征

推荐选择性侧方淋巴结清扫,即只对影像学证据疑诊侧方转移淋巴结的病例进行侧方淋巴结清扫,具体手术指征为:位于腹膜反折及以下的中低位直肠癌,MRI/CT检查提示髂血管区域和闭孔区域存在最大短径>5 mm

的淋巴结。

（2）侧方清扫范围

《中国专家共识》推荐仅对影像学疑诊侧方淋巴结转移侧施行清扫手术。清扫范围主要包括髂内淋巴结（No.263d、No.263p）组和闭孔（No.283）组。其他部位如No.260、No.270、No.280、No.273、No.293淋巴结，转移发生率低且通常预后差，不建议常规清扫。若无可疑淋巴结侵犯盆丛神经时，推荐常规行保留盆丛神经的手术方式。

（3）手术步骤

从手术入路和操作技巧来看，以输尿管腹下神经筋膜及盆筋膜壁层建立清扫内外界限，中间以膀胱腹下筋膜分隔建立三平面两间隙清扫方式被越来越多的外科医生所接受，同时也应强调对骶丛及髂内血管主干构成的"底面"的显露，避免在髂内血管分支周围残留淋巴结。

①建立内侧边界：从输尿管外侧切开腹膜，紧贴输尿管外侧面分离输尿管腹下神经筋膜，向尾侧至输精管平面，向背侧游离至显露梨状肌筋膜，向内侧不应超过盆内脏神经所在平面。该筋膜包绕输尿管及腹下神经，并向尾侧延续包绕盆丛神经，清晰暴露及保护该筋膜对

保证淋巴结清扫完整性及保护自主神经功能具有重要意义。

②游离膀胱腹下筋膜及清扫淋巴结：沿脐动脉分离显露膀胱腹下筋膜，并沿该筋膜向腹侧尾侧显露膀胱壁外侧，向尾侧分离，需清晰显露膀胱下/阴道静脉丛，分离至盆筋膜腱弓。

③外侧边界及背侧界面的分离：分离显露髂内静脉，向背侧显露腰大肌，并沿髂内静脉内侧向远端分离显露耻骨梳韧带至股管内口为止。继续沿闭孔内肌显露闭孔、肛提肌，向头侧显露髂内外血管交叉处。显露并游离闭孔神经加以保护。清扫闭孔头侧淋巴结。沿闭孔内肌表面分离，可切断部分支配到肌肉的小血管分支，显露骶丛及梨状肌，沿骶丛前间隙分离至完整显露髂内动静脉的全长，沿髂内动静脉表面分离，根据淋巴结位置及血管情况，决定切断或保留相应的髂内分支。沿髂内整块清扫髂内及闭孔淋巴结至Alcock管内侧开口处。

10.取标本切口

一般取下腹部正中切开长约5 cm切口，提出肿瘤段肠管。切口的大小、位置，要兼顾标本的大小、美容、便利手术、无瘤的原则。在患者符合经自然腔道取标本的指征时，可以从肛门或阴道取出标本，可避免腹部切口，促进术后快速康复。具体手术操作步骤详见《NOSES技术指南》，此处不再赘述。

11.保护性造口方式与注意事项

（1）指征。低位直肠癌行全TME、低位前切除或经括约肌间切除后，有较高的吻合口漏发生率，尤其是接受新辅助放化疗的患者，不仅吻合口漏风险增加，而且更不易愈合。多数医生建议对吻合口漏风险较高的患者采取保护性造口。对于合并急性梗阻或慢性不全性梗阻病例，建议先行乙状结肠造口，新辅助治疗后二期手术。但关于保护性造口的适应证目前尚缺乏统一的指征。建议对于有如下情况可考虑行预防性造口：

①中低位直肠癌患者一般情况差：高龄、术前贫血、低蛋白血症、合并高血压、糖尿病等严重合并病。

②术前行盆腔放疗，肠壁明显水肿增厚。

③吻合口距离肛门小于或等于4 cm。

④吻合欠满意，或充气实验阳性；或吻合口血供欠佳。

⑤吻合后有张力，悬于盆腔。

（2）回肠造口：可考虑优选回肠造口，手术简便且并发症率较低，腹腔镜或直视下一般选择距回盲瓣30 cm左右处回肠作标记，行预防性造口术。造口步骤基本同上，也可选用支撑棒或与腹直肌前鞘直接缝合固定造口的方法。

（3）横结肠造口：腹腔镜下或直视下充分游离大网膜组织，以保证造口无张力。腹壁隧道宽度为通过两横指为宜。肠管外露应高出皮肤至少1 cm，随后逐层缝合肠管与腹膜腹直肌后鞘层、前鞘层和真皮层。也可采用支撑棒或缝线固定，术后约2周拔除造口支撑棒。

12.其他注意事项

（1）术中应重视TME手术质控要求

①直肠固有筋膜的完整性：直肠系膜应有相对完整的筋膜包裹，直肠系膜的缺损不宜超过5 mm深度，更不宜直接显露直肠肌层，系膜断端应为平头，不能有斜向的锥角。

②肠管远端切缘要求：对于中高位直肠癌远切缘应大于3 cm，对于低位直肠癌应大于1~2 cm。

③直肠系膜远切缘要求：对于中高位直肠癌，远端系膜切除距离应达5 cm，对于低位直肠癌，应满足全系膜切除要求。

（2）清扫肠系膜下动脉根部第253组淋巴结时，应根据术中情况决定是否保留左结肠动脉。

（3）女性子宫附件影响手术视野时，可通过悬吊子宫的方式解决。

（4）当术中判断近端乙状结肠无法拖至盆底吻合时，需行脾曲游离。

（5）在进行直肠前间隙分离时，推荐先进入Denonvillier′s筋膜前方，但在精囊腺下缘Denonvillier′s筋膜变得增厚及致密前，应及时切断该筋膜，进入直肠前间隙分离，从而保护血管神经束（NVB）。

（6）直肠残端距离肛缘极近时，应选用直径较小的吻合器，将吻合器置入肛门之前应充分扩肛，且置入过程中应时刻注视显示器，避免用力不当，致使残端破裂。

（7）术后应常规检查吻合口，一是应常规行充气试验，判断吻合口是否完整。二是检查吻合口是否有出血情况。

（8）行括约肌间分离时，要避免损伤直肠和外括约肌，男性应避免损伤后尿道，女性应避免损伤阴道后壁。

（9）行腹会阴联合切除术者，应注意保留更多侧盆壁腹膜，尽可能的关闭盆底腹膜。

（10）应特别注意无菌、无瘤操作。

(二) 乙状结肠癌

1.适应证

癌肿位于乙状结肠中段为宜。包括不适于结肠镜切除的T1期结肠癌或结肠腺瘤恶变。位于降乙交界者可参照左半结肠癌术式，位于直乙交界者可参照直肠癌术式。

2.绝对禁忌证

（1）既往腹部手术史，腹腔内粘连严重，腹腔镜相关器械无法进腹。

（2）合并急性肠梗阻、消化道穿孔，腹壁或腹腔内存在严重感染。

（3）难以纠正的严重凝血功能障碍，或合并易引发出血的基础性疾病。

（4）严重心肺脑等重要脏器功能不全，全身状况差，不能耐受全麻及长时间CO_2气腹者。

3.相对禁忌证

（1）重度肥胖，导致癌肿暴露困难。

（2）腹腔内淋巴结转移广泛、清扫困难的中晚期结肠癌。

（3）瘤体较大、分离困难。

（4）肿瘤侵犯周围组织或器官，需行联合脏器切除手术。

4.手术站位与戳卡布局

（1）手术站位

分腿平卧位或截石位。术者站患者右侧，助手站患者左侧，扶镜手站术者同侧或头侧。

（2）戳卡布局

①腹腔镜镜头戳卡孔（10 mm）：位于脐上3~5 cm处。

②主操孔（12 mm）：右髂前上棘与脐连线中点偏下位置为宜。

③术者辅助孔（5 mm）：选平行脐右侧10 cm为宜，可减少对腹腔镜镜头干扰。

④助手辅助孔（5 mm）：选脐与左髂前上棘连线中外1/3交界处为宜，该钳操作较少，主要起提拉作用，靠外侧便于放置引流管，贴近腹壁，引流方便。

⑤助手主操孔（5 mm）：脐平左上，与术者辅助戳卡不在一条直线上，靠内侧腹直肌外缘为宜。

5.淋巴结清扫范围

术前评估或术中探查发现可疑淋巴结转移者，须行D3淋巴结清扫，未发现转移者，依据肿瘤浸润肠壁深度决定淋巴结清扫范围：①对cT1期结直肠癌浸润至黏膜下层者，因淋巴结转移几率接近10%，且常伴中间（第2站）淋巴结转移，须行D2淋巴结清扫。②对cT2期结直肠癌（浸润至固有肌层者），至少须行D2淋巴结清扫，亦可选择行D3淋巴结清扫。③对cT3、cT4a、cT4b期结直肠癌，须行D3淋巴结清扫，且需含肠系膜下动脉根部淋巴结（包括第253组淋巴结）的清扫。

6.血管、神经及输尿管的保护

（1）正确进入Toldt's间隙，是保护血管、神经、输尿管的第一步。

①用纱布条将小肠挡于上腹部有助显露整个盆腔及肠系膜下动静脉根部。

②一般选骶骨岬下方3~5 cm，尤其肥胖病人，常有一菲薄处，用超声刀从此开始游离。切开后刀头汽化产生热量，沿直肠后间隙走行，用刀头上下推动，便见白色蜂窝状组织间隙。未正确进入此间隙，血管、神经、输尿管损伤风险增加。

（2）肠系膜下血管根部处理：肠系膜下血管裸化中注意保护血管、输尿管、神经，强调纱布的妙用。

①向左侧沿Toldt's筋膜上下扩大空间，用小纱布钝性分离，继续向肠系膜下动脉根部走行，可见左侧输尿管走行及蠕动，予以保护。

②用小纱布向输尿管上方分离，垫于肠系膜下动静脉后方及左外侧。此处常是乙状结肠系膜无血管区，菲薄透明。转换镜头方向，可见乙状结肠系膜无血管区后方纱布。此时，纱布起指示和保护作用。

③肠系膜下动脉根部淋巴结清扫勿用超声刀上下剥离，选定切除线，由近及远整块分离，血管根部不宜裸化过长，够结扎即可。既可避免出血，又可保证根治。

④分离肠系膜下动脉根部，离断点不应紧贴根部，易误伤下肠系膜下丛右支。

（3）直肠后间隙游离：游离直肠后间隙应注重保护神经。

①肠系膜下动静脉离断后，沿着Toldt's筋膜进一步向外向下分离乙状结肠系膜至右髂总动脉处，用纱布条垫于分离处备用，起标示和保护作用。

②沿直肠后间隙分离时，可见下腹下神经，在其分

叉处向左右分离，在神经表面用超声刀匀速推行分离，可保护神经。

（4）游离外侧系膜：游离外侧系膜，将乙状结肠翻向右侧，可见系膜后方纱布条，按其指示打开系膜，可防止损伤输尿管、生殖血管等组织器官。

7.吻合方式

（1）小切口辅助消化道重建：吻合方式有端端、侧侧（顺蠕动overlap法）或功能性端端吻合（逆蠕动）等。多采用端端吻合术，一般采用双吻合器器械吻合。然后采用可吸收线行间断或连续缝合加固吻合口。具体吻合方式根据吻合口张力和术者习惯。

（2）完全腹腔镜下吻合：吻合方式有端端、侧侧（顺蠕动overlap法）或功能性端端吻合（逆蠕动）等。根据吻合口张力和术者习惯选择。吻合完成后可经腹壁辅助切口，也可经自然腔道取标本。

经自然腔道取标本分两种术式，即经肛门或经阴道拖出标本。此时一般采用端端吻合，具体操作详见《NOSES技术指南》。

8.取标本切口

一般取下腹正中或左下腹部切开长3~5 cm直线型切

口。切口大小、位置，要兼顾标本大小、美容和便利手术原则。切口保护套使用为必要，既可扩张切口、取出切物，又可保护切口，避免细菌污染和瘤细胞种植。

（三）左半结肠癌

1.适应证

癌肿位于横结肠近脾曲、结肠脾曲、降结肠或降乙交界处，包括不适于结肠镜切除的T1期结肠癌或结肠腺瘤恶变。

2.绝对禁忌证

（1）既往腹部手术史，腹腔内粘连严重，腹腔镜相关器械无法进腹。

（2）合并急性肠梗阻、消化道穿孔，腹壁或腹腔内存在严重感染。

（3）难以纠正的严重凝血功能障碍，或合并易引发出血的基础性疾病。

（4）伴严重心肺脑等重要脏器功能不全，全身情况差，不能耐受全麻及长时间CO_2气腹者。

3.相对禁忌证

（1）重度肥胖，导致癌肿暴露困难。

（2）腹腔内淋巴结广泛转移、清扫困难的中晚期结肠癌。

(3) 瘤体较大、分离困难。

(4) 肿瘤侵犯周围组织或器官，需行联合脏器切除手术。

4.手术站位与戳卡布局

(1) 手术站位

分腿平卧位。术者站患者右侧，助手站患者左侧，扶镜手站患者两腿间。

(2) 戳卡布局

①腹腔镜镜头戳卡孔（10 mm）：位于脐下2~3 cm处。

②主操作孔（12 mm）：位右髂前上棘与脐连线的中1/3处。

③术者辅操孔（5 mm）：脐水平上10 cm与右腹直肌外缘交叉处横结肠投影区。

④助手主操孔（5 mm）：位于脐上方10 cm与左锁骨中线交叉处。

⑤助手辅操孔（5 mm）：位于脐与左髂前上棘连线中外1/3处。

5.手术入路的选择

腹腔镜左半结肠癌根治术一般选择三种入路。

（1）中间入路：由左半结肠系膜血管根部开始解剖，由内向外游离系膜和左半结肠。

（2）外侧入路：由左结肠旁沟进入解剖间隙，由外向内先游离结肠和系膜，再处理左半结肠系膜血管。

（3）头侧入路：打开左侧胃结肠韧带，胰腺下缘切开横结肠系膜，入左侧横结肠后间隙，由中间处理肠系膜下血管及其分支，外侧打开左侧结肠旁沟。

一般采用内侧入路，可使术野更清晰，且有利找到正确操作平面及间隙，有助术者辨别输尿管解剖层次。更重要的是，内侧入路更符合无瘤术要求，先行血管根部结扎，可有效防止因手术挤压造成瘤细胞转移。操作过程中，可确保清扫肠系膜下动脉根部淋巴结的安全性，达到根治肿瘤目的。临床根据患者具体情况，合理联合应用上述入路，亦值得推荐。

6.淋巴结清扫范围

术前评估或术中探查发现可疑淋巴结转移者，须行D3淋巴结清扫，未发现转移者，依据肿瘤浸润肠壁深度决定清扫范围：①对cT1期结直肠癌浸润至黏膜下层者，因淋巴结转移概率接近10%，且常伴中间（第2站）淋巴结转移，须行D2淋巴结清扫。②对cT2期结直肠癌

（浸润至固有肌层者），至少须行D2淋巴结清扫，亦可选择行D3淋巴结清扫。③对cT3、cT4a、cT4b期结直肠癌，须行D3淋巴结清扫。

直接参与左半结肠癌供血的主要动脉包括结肠中动脉（和或副结肠中动脉）及肠系膜下动脉发出的左结肠动脉和乙状结肠动脉。因此，肿瘤位于横结肠脾曲，有必要清扫223组淋巴结或副结肠中动脉根部淋巴结；当位于降结肠或乙状结肠，有必要清扫253组淋巴结。

左半结肠系膜外淋巴结主要指胃网膜弓淋巴结。文献报道横结肠癌和脾曲癌存在4%~5%的胃网膜弓淋巴结转移，原则要求清扫距癌肿10 cm以内的网膜弓、胰腺下缘淋巴结及相应大网膜。

7.游离脾曲

脾曲由于脾脏容易牵拉被膜撕裂出血且脾曲大网膜肥厚等特点，手术难度较大。可采用三路包抄法游离至脾曲，即从里向外两路（从胰腺下缘和胃大弯或结肠旁两路往脾曲分离）；从下向上一路（从左结肠旁沟向脾曲分离）。完整游离整个脾曲，动作要轻柔，避免损伤脾脏，导致脾脏出血。

8.吻合方式

(1) 小切口辅助消化道重建：左半结肠切除术后为结肠-结肠吻合。吻合方式分为端端、侧侧和端侧吻合。手工吻合多采用端端吻合，器械吻合多采用侧侧吻合或端侧吻合。吻合方式选择多取决于吻合口张力和术者习惯。采用器械吻合后，亦可用可吸收线行间断或连续缝合加固吻合口。

①端端吻合：在小切口辅助下移除标本后，若两侧剩余肠管游离度相对紧张，吻合口张力较大，建议采用端端吻合。

②侧侧吻合：在小切口辅助下，若两侧肠管游离充分，预估吻合口张力较小，可采用该吻合方式。

③端侧吻合：在小切口辅助下，若一侧肠管游离较充分、一侧相对紧张时，可采用该吻合方式。

(2) 完全腹腔镜下吻合：多采用直线切割缝合器行侧侧吻合，包括顺蠕动（overlap法）和逆蠕动[功能性端端吻合（functional end to end anastomoses，FETE法）]，其共同开口可在腹腔镜下采用可吸收线行间断或连续缝合关闭，或采用倒刺线行连续缝合关闭。吻合方式选择多取决于吻合口张力和术者习惯。吻合完成后可经腹壁辅助切口取标本，也可以经自然腔道取标本。

经自然腔道取标本分两种术式，即经肛门或经阴道拖出标本。吻合方式可采用端端、侧侧（顺蠕动overlap法）或功能性端端吻合（逆蠕动）。具体手术操作步骤详见《NOSES技术指南》。

9.取标本切口

一般取左侧，腹直肌旁做3~8 cm小切口，或取下腹正中小切口。切口大小、位置，兼顾切物大小、美容和便利手术。必须使用切口保护套，既可扩张切口、便于取出切物，又可保护切口，避免细菌污染和瘤细胞种植。

（四）腹腔镜下横结肠癌根治术

1.适应证

横结肠癌根治术分为横结肠根治性切除术、右半结肠扩大根治术、保留回盲部右半结肠扩大根治术和左半结肠扩大根治术等。临床常用的是右半结肠扩大根治术（适于结肠肝曲和横结肠右侧份肿瘤）和左半结肠扩大根治术（适于结肠脾曲和横结肠左侧份肿瘤）。横结肠根治性切除术和保留回盲部右半结肠扩大根治术通常仅适于横结肠中段，且肿瘤分期较早者。本部分仅涉及腹腔镜下右半结肠扩大根治术，左半结肠扩大根治术可参见本指南"腹腔镜下左半结肠癌根治术"相关章节。

2.绝对禁忌证

(1)既往腹部手术史,腹腔内粘连严重,腹腔镜相关器械无法进腹。

(2)合并急性肠梗阻、消化道穿孔,腹壁或腹腔内存在严重感染。

(3)难以纠正的严重凝血功能障碍,或合并易引发出血的基础性疾病。

(4)伴严重的心肺脑等重要脏器功能不全,全身情况差,不能耐受全麻及长时间CO_2气腹者。

3.相对禁忌证

(1)重度肥胖导致癌肿暴露困难。

(2)腹腔内淋巴结转移广泛、清扫困难的中晚期结肠癌。

(3)瘤体较大、分离困难。

(4)肿瘤侵犯周围组织或器官,需行联合脏器切除手术。

4.手术站位与戳卡布局

(1)手术站位

分腿平卧位。术者站患者左侧,助手站患者右侧,扶镜手站患者两腿之间,显示器位患者头侧。

(2)戳卡布局

①腹腔镜镜头戳卡孔(10 mm):位于脐下2~3 cm处。

②主操作孔(12 mm):放置于左侧肋缘下3~5 cm,锁骨中线处。

③术者辅操孔(5 mm):放置于左髂前上棘与脐连线中外1/3处。

④助手主操孔(5 mm):放置于右肋缘下3 cm锁骨中线处。

⑤助手辅操孔(5 mm):放置于右髂前上棘与脐连线中外1/3处。

5.手术入路的选择

手术入路包括中间入路、头侧入路和尾侧入路。较多采用中间入路和尾侧入路。腹腔镜下右半结肠癌扩大根治术时,由于肿块位于横结肠或肝曲,远离尾侧入路的起步区域,将使分离间隙和拓展层面更为便捷。特别在一些特定病例,如较肥胖、系膜层次较难寻找者,中间入路CME起步阶段分辨Toldt's筋膜与结肠系膜间隙存在技术难点,年轻医生常难精准把握手术层面,层面过深易入肾前筋膜后方而损伤其后的输尿管、生殖血管等重要结构,层面过浅进入结肠系膜又易导致出血。尾侧入路更易准确寻找正确层面,有利于右半结肠CME手术高质量完成。

助手提起阑尾与回盲部,术者自尾侧打开右结肠旁沟腹膜反折线(即黄白交界线),进入Toldt's筋膜与结肠系膜间的天然外科平面,即右结肠后间隙(RRCS)。助手将肠系膜向左侧牵引,术者自尾侧向头侧扩展RRCS至结肠肝曲水平,同时向内侧暴露十二指肠,此为进入横结肠后间隙(TRCS)的标志。手术至此转向传统中间入路。以回结肠血管(ICV,ICA)在肠系膜表面投影为解剖标志,打开结肠系膜,可轻易与后方已打开RRCS相汇合。术者继而以肠系膜上静脉(SMV)为主线,自尾侧向头侧逐步打开血管鞘,逐步裸露SMV、SMA及其右侧分支,清扫外科干,并将分支依次结扎,进一步解剖Henle's干及其属支,拓展TRCS。此时拓展可选择完全中间入路(CMA)和联合中间入路(HMA)两种方式,关于此两种入路技术细节和优劣比较在本指南"腹腔镜下右半结肠癌根治术"一节阐述。最后,完成胃网膜弓淋巴结和幽门下淋巴结清扫。

6.淋巴结清扫范围

进展期肝曲癌或横结肠癌,是否常规清扫胃网膜弓淋巴结和幽门下淋巴结(IGLN)尚存争议。国内大部分学者认可并采用右半结肠扩大根治术要求常规清扫。如患者在术前评估和术中探查已发现IGLN存在明显肿大,则须清扫。清扫范围为:沿胃网膜血管弓内清扫距肿瘤10~15 cm范围内胃网膜区淋巴结,结扎胃网膜右动静脉(RGEV&RGEA)根部清扫幽门下淋巴结。

7.吻合方式

(1)体外吻合:体外吻合方式有端侧吻合、Overlap、端端吻合及功能性端端吻合等。以端侧吻合为例。完成腹腔操作,腹部切开辅助切口,并置入切口保护套。小肠切端预切除线处肠管上荷包钳,离断肠管,置入吻合器抵钉座后收紧荷包线。离断结肠,标本移除送病理。肠管内碘伏棉球消毒后,置入管形吻合器,距离断段4 cm处肠壁对系膜侧穿刺出针,将抵钉座连接杆与机身穿刺器连接。确认肠管有无扭曲、张力是否适度后,收紧、压榨后击发,松开。取出吻合器,检查吻合环,即肿瘤上下切缘完整性。再以直线切割闭合器离断结肠盲端,加固缝合。至此完成端侧吻合。

（2）全腹腔镜下吻合：包括Overlap吻合和功能性端端吻合。吻合完成后可经腹，也可经自然腔道取标本。后者又分经肛门与经阴道拖出标本。具体操作详见《NOSES技术指南》。

8.取标本切口

取绕脐做4~6 cm小切口，用于取出标本和体外吻合。切口大小、位置，兼顾标本大小、美容和便利手术原则。

（五）腹腔镜下右半结肠癌根治术

1.适应证

癌肿位于盲肠、升结肠、阑尾，包括不适于结肠镜切除的T1期结肠癌或结肠腺瘤恶变。癌肿位于肝曲或横结肠右侧份须行腹腔镜下右半结肠扩大根治术，具体参见本指南"腹腔镜下横结肠癌根治术"一节。

2.绝对禁忌证

（1）既往腹部手术史，腹腔内粘连严重，腹腔镜相关器械无法进腹。

（2）合并急性肠梗阻、消化道穿孔，腹壁或腹腔内存在严重感染。

（3）难以纠正的严重凝血功能障碍，或合并易引发出血的基础性疾病。

（4）伴严重的心肺脑等重要脏器功能不全，全身情况差，不能耐受全麻及长时间CO_2气腹者。

3.相对禁忌证

（1）重度肥胖导致癌肿暴露困难。

（2）腹腔内淋巴结转移广泛、清扫困难的中晚期结肠癌。

（3）瘤体较大、分离困难。

（4）肿瘤侵犯周围组织或器官，需行联合脏器切除手术。

4.手术站位与戳卡布局

（1）手术站位

分腿平卧位。术者站患者左侧，助手站患者右侧，扶镜手站患者两腿间，显示器位患者头侧。

（2）戳卡布局

①腹腔镜镜头戳卡孔（10 mm）：位于脐下2~3 cm处。

②主操作孔（12 mm）：放置于左侧肋缘下3~5 cm，锁骨中线处。

③术者辅操孔（5 mm）：放置于左髂前上棘与脐连线中外1/3处。

④助手主操作孔（5 mm）：放置于右肋缘下3 cm锁骨中线处。

⑤助手辅操孔（5 mm）：放置于右髂前上棘与脐连线中外1/3处。

5.手术入路的选择

手术入路包括中间入路，头侧入路和尾侧入路。较多采用中间入路和尾侧入路。尾侧入路步骤可参考本指南"腹腔镜下横结肠癌根治术"一节。本节主要涉及中间入路。根据拓展横结肠后间隙（TRCS）方向不同，中间入路又分联合中间入路（HMA）和完全中间入路（CMA）。

两种入路起步阶段是一致的。将大网膜和横结肠稍微向头侧牵拉后即可显露小肠系膜和右结肠系膜前叶。助手左手提起结肠中血管蒂显露结肠中血管根部，右手提起回结肠血管投影，在回结肠血管与肠系膜上血管交角处打开结肠系膜，寻找Toldt's间隙。进入正确层面后钝锐结合拓展右结肠后间隙（RRCS）。以肠系膜上静脉（SMV）为主线，自尾侧向头侧逐步打开血管鞘，逐步裸露SMV、SMA及其右侧分支，清扫外科干，并将分支依次结扎，包括回结肠血管、结肠中动脉分支。将进入腹腔镜右半结肠手术的核心环节，即"拓展TRCS"。此时如通过"上下结合"方式，一面向头侧仔细分离拓展层面，解剖出结肠中静脉（MCV）及Henle's部及胰腺下缘。一面自头侧胃网膜血管弓外打开胃结肠韧带，自上而下拓展，逐步达到两面贯通，这样的方法称为HMA。而如采取全程"自下而上"方式，自胰腺下缘"爬坡"，由横结肠系膜根部进入系膜间隙（IMS），同时解剖Henle's干、MCV等血管，这样的方法称为CMA。胰腺下缘辨认与"爬坡"是CMA关键步骤之一。误入胰腺后方及损伤胰腺实质造成出血及相应血管并发症是CMA潜在风险。经验是，沿SMV清扫外科干后，寻找Henle's干，而后者出现提示胰腺下缘已非常接近，此时应朝前上方向解剖，做好"爬坡"准备；胃网膜右静脉出现则提示进入IMS的时机已到，可沿此静脉左缘解剖，较易进入IMS。

CMA解剖一气呵成，理论上更符合CME原则。同时可避免反复上下翻转肠管及系膜，造成上下解剖层次不同而不能达到CME要求。但在临床工作中，还是要结合实际情况选择合适术式。对一些Henle's干解剖困难、结肠中血管变异病例，适时选择HMA，上下结合辨清血管走形,有助于安全精准完成手术。对初学者而言,HMA能帮助术者更加准确辨别解剖结构,在对局部解剖不够熟悉阶段,更值得推荐。

最后,游离结肠肝曲,自上而下或自下而上打开右结肠旁沟系膜附着,与RRCS相贯通,完成右半结肠游离。

6.淋巴结清扫范围

直接参与右半结肠癌供血的主要动脉包括结肠中动脉(和或副结肠中动脉),回结肠动脉和右结肠动脉(如有)。理论上讲,右半结肠癌D3根治术应根据肿瘤位置清扫相应根部淋巴结。当肿瘤位于盲肠和升结肠时,有必要清扫203、213组淋巴结和结肠中动脉右支根部淋巴结,可保留结肠中动脉左支;当肿瘤位于结肠肝曲或横结肠时,则必须清扫203、213和223(即结肠中动脉根部)组淋巴结。

7.吻合方式

(1)体外吻合:体外吻合方式有端侧吻合、Overlap、端端吻合及功能性端端吻合等。以端侧吻合为例。完成腹腔操作,腹部切开辅助切口,并置入切口保护套。小肠切端预切除线处肠管上荷包钳,离断肠管,置入吻合器抵钉座后收紧荷包线。离断结肠，标本移除送病理。肠管内碘伏棉球消毒后，置入管形吻合器，距离断段4 cm处肠壁无系膜侧穿刺出针，将抵钉座连接杆与机身穿刺器连接。确认肠管有无扭曲、张力是否适度后，收紧、压榨后击发，松开。取出吻合器，检查吻合环，即肿瘤上下切缘完整性。再以直线切割闭合器离断结肠盲端，加固缝合。至此完成端侧吻合。

（2）全腹腔镜下吻合：包括Overlap吻合和功能性端端吻合。吻合完成后可经腹，也可经自然腔道取标本。后者又分经肛门与经阴道拖出标本，具体操作详见《NOSES技术指南》。

8.取标本切口

取绕脐做4~6 cm小切口，用于取出标本和体外吻合。切口大小、位置，兼顾标本大小、美容和便利手术原则。

（六）腹腔镜下全结直肠切除术

1.适应证

需行腹腔镜下全结直肠切除术的结直肠恶性肿瘤非常罕见，见于以下几种情况：家族性腺瘤性息肉病（FAP）合并癌变，溃疡性结肠炎（UC）合并癌变，同时性多原发性结直肠癌等。

2.绝对禁忌证

(1) 既往腹部手术史,腹腔内粘连严重,腹腔镜相关器械无法进腹。

(2) 合并急性肠梗阻、消化道穿孔,腹壁或腹腔内存在严重感染。

(3) 难以纠正的严重凝血功能障碍,或合并易引发出血的基础性疾病。

(4) 伴严重的心肺脑等重要脏器功能不全,全身情况差,不能耐受全麻及长时间CO_2气腹者。

3.相对禁忌证

(1) 重度肥胖导致癌肿暴露困难。

(2) 腹腔内淋巴结转移广泛、清扫困难的中晚期结肠癌。

(3) 瘤体较大、分离困难。

(4) 肿瘤侵犯周围组织或器官,需行联合脏器切除手术。

4.手术站位与戳卡布局

(1) 手术站位

患者取改良截石位。盆腔区操作,术者站患者右侧,助手站患者左侧，扶镜手站术者同侧、头侧，显示器位患者足侧；腹腔区操作，术者站患者左侧/右侧，助手站患者右侧/左侧，扶镜手站患者两腿之间，显示器位患者头侧。

（2）戳卡布局

①腹腔镜镜头戳卡孔（10 mm）：位于脐上。

②主操作孔（12 mm）：右髂前上棘与脐连线中点偏下位置为宜。

③术者辅助孔（5 mm）：位于平行脐右侧10 cm为宜。

④助手辅助孔（5 mm）：位于脐与左髂前上棘连线中外1/3处为宜。

⑤助手主操孔（5 mm）：脐水平左上方，与术者辅助戳卡不在一条直线上，靠内侧腹直肌外缘为宜。

⑥戳卡布局以适宜盆腔区操作为主，腹腔区操作困难可适当增加辅助孔（5 mm）。

5.手术入路选择

手术入路常用直肠—左半结肠—右半结肠顺序游离。直肠游离参考本指南第七章常规术式操作规范中直肠癌的内容，左半结肠游离参考本指南第七章常规术式操作规范中左半结肠癌的内容，右半结肠游离参考本指南"腹腔镜下右半结肠癌根治术"一节。按此顺序游离，对患者体位，术者站位变动最少，且有助于助手牵拉肠管暴露术野。

6.淋巴结清扫范围

全结直肠切除术须根据恶性病变具体位置及分期决定清扫范围。对FAP或UC患者，在游离非癌变病灶所在肠段时不要求行D2或D3淋巴结清扫，此时无需在血管根部行分离操作，可直接离断相应系膜血管行肠管游离。但在游离癌变病灶所在肠管时，须严格按照结直肠癌根治手术要求，行相应范围D2或D3淋巴结清扫，即在相应供血血管根部行离断并清扫淋巴结。

7.吻合方式

常用回肠储袋肛管吻合术（IPAA）。吻合可采用手工吻合，也可采用改良吻合器吻合。具体步骤同传统开放全结直肠切除术。

8.取标本切口

取绕脐做4~6 cm小切口，用于取出标本和体外吻合。切口大小、位置，兼顾标本大小、美容和便利手术原则。

三、新术式操作规范

腹腔镜手术自20世纪90年代用于结直肠肿瘤外科治疗后，在减少手术创伤和肿瘤根治等领域，已得到充分肯定。近年，围绕更加微创和功能保留，基于技术设备进步和医生创新，涌现出诸多创新术式。其中，中国外科医生贡献有目共睹。但具有创新思维的术式，不仅需要严格掌握适应证，而且需要建立操作规范和学习培训。

如何进一步减少创伤有：NOSES手术通过经肛门或阴道自然腔道取标本，消除了腹壁切口；taTME和TAMIS利用肛门经肛建立腔镜术野进行解剖，解决了困难盆腔直肠癌手术难题；减孔腔镜手术，通过减少穿刺孔进一步降低了手术创伤。如何保留功能有：LISH手术通过保留回盲部血管和盲肠，改善了右半结肠癌患者切除术后代谢和菌群环境；适形切除通过保留低位直肠肿瘤对侧肠壁，提高了保肛率、改善了低位直肠癌患者术后排便功能；改良ISR术通过发挥腔镜高清放大优势，实现了极限低位保留肛门。

（一）NOSES

腹腔镜手术已在结直肠癌外科治疗中得到快速推广

和普及，但常规腹腔镜手术需在腹壁进行一个辅助切口取出标本并帮助完成消化道重建。为减少辅助切口所致患者术后疼痛、降低切口并发症、改善腹壁美容效果，以及对患者心理状态的影响，通过NOTES手术的"无切口"极致微创理念，在保证肿瘤根治性切除又避免腹壁取标本辅助切口，从而展现出更加良好微创效果的经自然腔道取标本手术（natural orifice specimen extraction surgery，NOSES）应运而生。该系列术式使用腹腔镜手术平台、"机器人"手术平台或软质内镜等设备，完成体腔内手术操作（如病灶切除，消化道重建），经自然腔道（直肠或阴道）取出标本，从而实现腹壁无辅助切口。

与常规结直肠癌腹腔镜辅助手术相比，NOSES系列手术最突出的技术要点就是体内消化道重建和经自然腔道取标本，这也是做腹腔镜辅助手术时，腹部辅助切口的主要功能。

NOSES手术消化道重建应当在体内完成，主要分三种方式：端端吻合、功能性端端吻合和功能性侧侧吻合。同时，消化道重建亦需遵循：①确保肿瘤根治性切除前提下，根据切除结直肠范围，选择安全可行的消化道重建方式；②术中要确保吻合口张力小、血运好，并保证吻合口通畅无狭窄；③保证肿瘤功能外科原则，减少不必要组织损伤，并兼顾消化道生理功能；④对直肠癌低位、超低位吻合保肛手术，如存在吻合口漏高危风险或患者进行了新辅助放化疗，酌情进行回肠保护性造口。

经自然腔道取标本是NOSES手术最具特色的核心手术步骤，应注意三方面：①严格遵循NOSES手术的适应证；②取标本途径选择需遵循肿瘤功能外科原则和手术损伤效益比原则，最大程度减少因取标本操作给患者带来的损伤；③充分掌握取标本的操作规范，严格遵守无瘤无菌操作规范。

对结直肠癌NOSES，经肛门直肠取标本包括两种方式，一种为经直肠断端取标本，另一种为经直肠前壁切口取标本。经直肠断端取标本是目前结直肠NOSES术应用最广、创伤最小的首选途径。经直肠前壁切口取标本是另一种经肛门取标本操作，该途径主要适用于右半结肠、左半结肠或横结肠切除的男性患者。对女性患者，当肿瘤比较巨大从而不适合经直肠断端取标本时，或在行右半结肠、横结肠、左半结肠切除时可考虑经阴道取标本手术。

(二) 保留回盲部的右半结肠癌根治术

保留回盲部的右半结肠癌根治术（laparoscopic ileocecal-sparing right hemicolectomy，LISH）主要适于肿块位于结肠肝曲或横结肠近端的结肠癌患者，近端切缘大于5 cm，回结肠血管和升结肠血管弓的保留是吻合口安全的关键。LISH术式的价值：保留回盲部和回盲瓣，维护了人体大小肠正常代谢和菌群内环境，潜在降低术后肠道炎症和息肉发生。对肠系膜中有多枚肿大淋巴结且怀疑为转移患者要谨慎选择。操作要点如下。

①手术入路：为便于回结肠血管的骨骼化清扫，常用先尾侧入路，再做中间入路的顺序。

②回结肠血管处淋巴清扫：将回结肠血管周围淋巴脂肪组织骨骼化脉络化清扫至结肠支及盲肠支分叉处，保留回结肠血管主干，根部离断回结肠动脉分出的右结肠动脉（如果存在）及结肠支血管（近端切缘）。其他部位淋巴清扫与标准右半结肠癌根治完全相同。

③消化道重建：腔内闭合离断升结肠，做正中腹壁小切口取标本，将游离的右半结肠及末端回肠拉出体外吻合。吻合器从盲肠盲端膨出处小切口置入，结肠-结

肠端端吻合，小切口闭合后保持原有回盲部形状和功能。利用盲肠天然盲端，在此处开窗置入吻合器柄，远端置入吻合器钉座，行端端吻合。随后用闭合器将盲肠开窗部位闭合。

（三）TaTME

经肛全直肠系膜切除术是指经肛入路行全直肠系膜切除的术式。操作要点如下。

①荷包缝合：手术开始荷包缝合主要是确定肿瘤下切缘及封闭肠腔，获得一个理想无菌无瘤操作空间，此时进针不宜过深，将黏膜及黏膜下层缝合即可。在用吻合器行端端吻合时需荷包缝合远断端肠管，此时荷包缝合需全层缝合肠壁。

②"由内往外"的黏膜外科技术：taTME手术"由内向外"依次需要切开肠壁黏膜、黏膜下、直肠固有肌层、系膜或浆膜层。

③联合纵肌：在荷包闭合肠管情况下，联合纵肌呈现放射状肌束，该纵行肌束由直肠固有肌层外层、肛提肌部分肌束及外括约肌深部部分肌束组成，在经肛全层切开过程中，联合纵肌是经肛术中极为重要的解剖学标记。

(四) TAMIS

经肛微创手术（transanal minimally invasive surgery，TAMIS）用于局部切除直肠良性或早期癌，以及不能或不愿接受根治手术或新辅助治疗后退缩的部分进展期直肠癌，肿瘤上缘距离肛门10 cm以下。操作要点如下。

①截石位，显示屏置于床首，术者坐患者两腿间，盘状拉钩暴露下段直肠，置入单孔腔镜通道，用常规腔镜器械操作，恒压气腹机（15 mmHg）和低能量单极电刀可提供清晰稳定术野。

②局部切除深度根据病变性质和分期定，为保证切缘可全层切除直肠壁及部分系膜。从远端开始解剖，避免直接接触肿瘤，及时止血并左手牵拉正常组织保持张力。

③碘伏消毒后，降低气腹压力至7 mmHg，倒刺线连续缝合关闭创面。对深达肌层的切除，缝合需贯穿全层保证强度。对大范围黏膜下切除者，如无法缝合可旷置。术毕确认无活动出血并碘伏消毒。

(五) 适形切除

直肠癌适形切除保肛手术（conformal sphincter-preserving operation，CSPO）包括拖出式适形切除术（pull-through conformal resection，PTCR）和经肛适形切除术（transanal conformal resection，TaCR）。操作要点如下。

①腹腔镜下按TME标准经腹游离直肠直至盆底肌裂隙水平但不进入内外括约肌间隙。

②经腹离断标本经肛拖出或经肛直视下，根据肿瘤形状设计斜行切除线：瘤侧在肿瘤远端1 cm左右作切除线，然后弧形切向肿瘤对侧、侧切缘1 cm左右，尽可能保留肿瘤对侧正常远端直肠肠壁和齿状线，必要时行术中冰冻切片以保证切缘阴性。

③离断标本后可采取手工间断缝合残端后用25 mm圆形吻合器在保留较多肠管一侧进行吻合，也可采取间断手工缝合方式行消化道重建并行末端回肠预防性造口。

（六）改良ISR

改良直肠癌括约肌间切除术（intersphincteric resection，ISR）包括腹腔部分和肛门部分操作。

腹腔部分操作要点：按TME原则游离直肠最远端至肛提肌裂孔，直肠后方需切断狭义裂孔韧带，切断肛管走向直肠的微血管，进入外括约肌的内侧间隙；直肠前方（男性），尽量分离至前列腺尖端或尿道膜部后方，并在2、10点方向见到耻骨直肠肌。

肛门部分操作要点：肿瘤下方1 cm处行黏膜下荷包缝合关闭肠腔，于荷包下方1~2 cm，采用Allice钳夹住黏膜并环周切开。见到环形肌层后继续切开，可见纵行肌层，于后正中切开纵肌后可进入括约肌间隙，适当钝性锐性结合分离，优先从后方连通骶前间隙，左手食指插入将肠壁向肛门外"翻出"，沿合适部位切断内括约肌及直肠纵肌；肛管前壁分离宜适当偏前，否则易造成直肠前壁穿孔；若肛管过于松弛，可将外括约肌及耻骨直肠肌8字缝合缩小肛管；常采用手工间断缝合结-肛吻合，缝针应确保肛门侧缝到外括约肌及完整的黏膜下层。

（七）减孔腹腔镜技术

减孔腹腔镜技术（reduced-port laparoscopic technique，RPLT）是在无助手辅助下，单人完成手术操作，手术流程有别于常规多孔腹腔镜手术。该技术节省人力成本，但技术要求较高，需严格掌握手术适应证。操作要点如下。

①术野显露：采用重力自牵引（gravity self-traction technique）和提线木偶技术（marionette technique），重力自牵引是通过调整患者体位，利用组织自身重力，实现术

野显露。对肥胖病人或在狭窄骨盆操作时，利用牵引线和血管夹悬吊组织，辅助显露视野，称之提线木偶技术。

②张力维持：采用内交叉技术（internal crossover technique）和反向牵引技术（reverse traction technique），内交叉技术指左手抓钳提起系膜，使之与系膜附着点间维持一定张力，右手器械与左手抓钳形成内交叉，实现分离和解剖操作；反向牵引技术指左手抓钳向系膜附着点反向牵引，右手能量器械沿外科间隙进行游离。亦可采用内交叉技术和反向牵引技术实现全腔镜下消化道重建。

四、复杂疑难手术

随着手术技术提高，团队配合默契，新器械应用，部分复杂疑难结直肠癌手术可通过腔镜手术根治，包括腔镜结直肠癌联合脏器切除术、腔镜结直肠癌合并多脏器（肝转移或者多原发肿瘤）切除术及合并多次手术史、肥胖、先天骨盆畸形或肠旋转不良等腹腔镜手术。由于手术难度大、中转率高，推荐在区域医疗中心由有丰富腔镜经验及复杂肠癌手术经验的医生实施。

（一）腹腔镜下右半结肠癌联合胰十二指肠切除术

1.适应证

局部晚期右半结肠癌，侵及胰头、十二指肠，无远处转移。

2.绝对禁忌证

（1）既往腹部手术史，腹腔内粘连严重，腹腔镜相关器械无法进腹。

（2）合并急性肠梗阻、消化道穿孔，腹壁或腹腔内存在严重感染。

（3）难以纠正的严重凝血功能障碍，或合并易引发出血的基础性疾病。

（4）伴严重心肺脑等重要脏器功能不全，全身情况差，不能耐受全麻及长时间CO_2气腹者。

3.相对禁忌证

（1）重度肥胖患者（BMI>30 kg/m²），导致癌肿暴露困难。

（2）瘤体较大、分离困难。

4.手术站位与戳卡布局

（1）手术站位

水平仰卧分腿位，按个人操作习惯，术者站患者左侧或右侧，助手站患者右侧或左侧，扶镜手站手术者同侧或患者两腿之间。

(2) 戳卡布局

①腹腔镜镜头戳卡孔（10 mm 戳卡）：脐下 5 cm 处。

②术者主操孔（12 mm 戳卡）：左上腹，左侧腋前线肋缘下 2 cm。

③术者辅操孔（5 mm 戳卡）：左下腹，左锁骨中线平脐。

④助手主操孔（12 mm 或 5 mm 戳卡）：脐与右侧髂前上棘连线中外 1/3 交界处。

⑤助手辅操孔（5 mm 戳卡）：位于右锁骨中线肋缘下 2 cm。

5.手术入路选择

手术入路包括内侧入路、外侧入路和尾侧入路。一般采用内侧入路，可使术野更加清晰，且有利于寻找 Toldt′s 间隙及正常操作平面，有助于术者辨别输尿管、十二指肠解剖层次。更重要的是，内侧入路更加符合无瘤术要求，先行血管根部结扎，可有效防止因手术挤压造成肿瘤细胞转移。操作过程中，可确保清扫肠系膜上动静脉淋巴结的安全性，以根治肿瘤。

以癌肿位于升结肠并侵及十二指肠为例。首先沿肠系膜上静脉走行充分暴露系膜表面，超声刀打开回结肠动静脉与肠系膜上静脉夹角处的凹陷薄弱处，裸化血管。沿Toldt's间隙向上、向外侧分离，呈洞穴状，向上游离可见十二指肠水平段。在回结肠动静脉根部分离肠系膜上静脉，由下向上，在其右侧与后方相贯通。裸化回结肠动静脉根部，清扫淋巴脂肪组织，结扎切断回结肠血管。沿肠系膜上静脉右侧游离，在根部结扎Henle干。在肠系膜上静脉左侧可见右结肠动脉自肠系膜上动脉发出，在根部结扎切断。至十二指肠水平段下方，向后分离，进入胰头十二指肠后间隙。沿肠系膜上静脉继续向上分离，于胰腺下缘分离出中结肠动静脉，根据肿瘤位置决定血管切断的位置。

将回盲部向前上方提起，张紧结肠系膜与回肠系膜融合处，切开进入Toldt's间隙，与上方贯通，向左侧充分游离，增大回肠游离度，超声刀裁剪回肠系膜至回肠壁，注意系膜方向及肠管血供。判断横结肠预切除线，游离大网膜。弓外游离胃窦大弯及小弯侧，超声刀裁剪右侧大网膜至横结肠壁，可见胃网膜右静脉走行，切断胃结肠韧带，沿胃网膜右静脉在血管弓内向右侧分离切断，使用直线切割闭合器将胃切断。不需切断胃网膜右动脉，而在胃十二指肠动脉根部切断，以保证做到整块切除。

提起横结肠，找到 Treitz 韧带，确认空肠起始段，沿肠壁游离近端空肠，在离 Treitz 韧带 10~15 cm 处使用切割闭合器切断空肠，可将近端空肠经肠系膜上血管后方隧道提拉至右侧，以便于胰头的切除，为游离胰腺钩突做准备。

将右半结肠及十二指肠牵拉至右上腹，显露胰腺，肠系膜上静脉前方胰颈设为预切断处，沿胰腺上缘游离，显露肝总动脉、门静脉，在胰颈下缘找到肠系膜上静脉，在其前方小心分离，贯通胰后隧道。断胰腺时，先使用超声刀切断胰颈下部，靠近胰颈上部主胰管时使用剪刀切断胰腺，防止主胰管断端闭合，难以辨认。切断后观察断面，仔细寻找并确认主胰管。游离钩突时小心处理胰腺下后动脉和钩突动脉。注意辨认空肠第一支血管和胰腺下后静脉，防止撕裂出血。

提起胆囊，暴露 Calot 三角并打开，显露胆囊动脉、胆囊管，分别结扎切断，将胆囊从胆囊床剥离，沿胆囊管继续向下游离，显露胆总管，可预先夹闭胆总管，避免切断后胆汁流出，污染腹腔。

6.淋巴结清扫范围

直接参与右半结肠癌供血的主要动脉包括结肠中动脉（和或副结肠中动脉）及肠系膜上动脉发出的右结肠动脉和回结肠动脉。理论上讲，右半结肠癌要求行D3根治术，根据肿瘤位置清扫相应供血血管根部淋巴结。需清扫回结肠动脉根部淋巴结、右结肠动脉根部及结肠中动脉根部淋巴结。右半结肠系膜外淋巴结主要指胃网膜弓淋巴结，尤其联合胰十二指肠切除，还需清扫No.6、No.8、No.9、No.12、No.14组淋巴结。

7.消化道重建

Whipple手术是普外科最复杂的经典手术，腹腔镜D3右半结肠切除联合胰十二指肠切除术可谓是腹部手术的极限操作，全腔镜下消化道重建更增加了难度。按胰、胆、胃与空肠吻合顺序不同，分为Child术（胰肠、胆肠、胃肠）、Whipple术（胆肠、胰肠、胃肠）和Cattell术（胃肠、胰肠、胆肠）。如发生胰漏，Whipple法胆汁会激活胰酶，加重胰酶局部腐蚀作用，因此，Child法胃肠道重建应用最广。

8.吻合方式

消化道重建包括：胰肠吻合、胆肠吻合、胃空肠吻合、回结肠吻合。

（1）胰肠吻合：一般采用胰管对黏膜的端侧吻合，先用电钩在空肠对系膜缘拟吻合处开孔，使用4-0 prolene线将空肠浆肌层与胰腺断端后部间断缝合3针，再行主胰管后壁与空肠开孔全层间断缝合。经主胰管断端置入胰管引流管4~5 cm，再将引流管经空肠开孔置入肠腔5~6 cm，达到主胰管与空肠黏膜的精准对合，再行主胰管前壁与空肠壁全层间断缝合，最后行吻合口前方胰腺实质与空肠浆肌层间断缝合。

（2）胆肠吻合：使用4-0可吸收线或4-0 prolene线间断或连续缝合胆总管后壁，经吻合口置入胆管支撑管后，行前壁间断缝合，针距2 mm。

（3）胃空肠吻合：残胃断端胃大弯侧切开，在胆肠吻合口远端40 cm处切开空肠，使用60 mm直线切割闭合器行侧侧吻合，缝合关闭共同开口。

（4）回结肠吻合：分别将回肠、横结肠对系膜缘断端处切开，按照系膜方向将回肠、横结肠断端对齐，用60 mm直线切割闭合器行回肠横结肠功能性端端吻合，用闭合器关闭共同开口。

9.取标本切口

(1) 经腹取标本：一般将下腹观察孔扩大，使成下腹正中约6 cm小切口，用于取出标本。切口大小、位置，兼顾标本大小、美容和便利手术原则。

(2) 经自然腔道取标本：经阴道拖出切除：体位调整为头低足高位，将子宫悬吊，充分显露阴道后穹隆。充分消毒后，助手将压肠板置入阴道，轻轻顶起后穹隆处作为标识。术者横行切开阴道后穹隆，助手将切口牵开器置入阴道后穹窿切口，同时用卵圆钳经牵开器或经主操作孔将无菌塑料保护套送入腹腔，助手经牵开器将标本及保护套拖出体外。标本取出后用蒸馏水、稀碘伏及生理盐水反复冲洗盆腔。3-0倒刺线连续缝合关闭阴道后穹隆切口。

(二) 腔镜下左半结肠癌联合胃、胰体尾、脾切除术

1.适应证

(1) 浸润胃底体、胰体尾、脾的横结肠近脾曲癌、结肠脾曲癌、降结肠近脾曲癌，临床分期cT4bM0。

(2) 对肿瘤仅浸润胰体尾，而未累及脾、脾动静脉的病例可行腹腔镜左半结肠切除联合保脾、胰体尾切除术。

（3）对无出血、穿孔、梗阻等肿瘤急症的患者建议先行术前化疗，经多学科讨论评估手术时机。

2.禁忌证

（1）患者健康状态差，合并症多，不能耐受大型手术。

（2）同时伴肝、肺、腹膜等部位远处转移，预期无法达R0切除。

3.术前准备

（1）胃肠镜、CT及消化道造影确认胰、脾及胃被肿瘤侵犯程度，有无瘘口形成。

（2）对营养不良或存在梗阻，难以耐受手术者，可行营养支持治疗，必要时行临时性回肠造口或肠道支架植入术，待营养状况改善后再行手术。

4.手术站位与戳卡布局

同腹腔镜左半结肠切除术。

5.手术步骤

（1）经中央入路将肠系膜下动脉背侧自后腹膜游离，将左结肠动脉自肠系膜下动脉显露，清扫No.253淋巴结，并于左结肠动脉根部夹闭离断。于Gerota筋膜前叶与降结肠系膜之间游离，并向头侧、外侧推进，于胰腺下缘水平将肠系膜下静脉离断。继续在Gerota筋膜前叶与降结肠系膜之间向头侧游离，进入胰腺后面，拓展胰腺后间隙。转向外侧分离乙状结肠外侧系膜，并沿脾曲方向游离降结肠外侧系膜至脾下极水平。

（2）在横结肠中部附近切开大网膜，进入网膜囊，距肿瘤5 cm处沿胃大弯血管弓内离断左侧大网膜至胃体部肿瘤侵犯处，距肿瘤2 cm自胃大弯至胃底贲门方向用腔镜直线切割闭合器离断胃体大弯侧，注意避免切线靠近贲门导致食管狭窄。

（3）于胰颈上缘顺着肝总动脉分离显露脾动、静脉，于胰腺预定切除线右侧夹闭离断脾动、静脉，于肠系膜下静脉根部左侧缘进一步分离胰体尾后方，距离肿瘤右侧缘2 cm用腔镜直线切割闭合器离断胰体，将胰腺远端向上翻起分离胰腺后方至胰腺尾部，切断脾膈韧带及脾肾韧带并分离脾外侧，彻底游离脾脏。切开横结肠系膜前叶，于胰腺下缘将结肠中动脉左支夹闭后离断。若肿瘤位于横结肠近脾曲，需行结肠中血管根部淋巴结清扫。

（4）标本离断与重建，常规行体外吻合，若标本较小或肠管活动度较小，可行全腔镜下吻合。根据标本大小取脐上适当辅助切口,取出包含脾脏、胰体尾、胃底体在内的结肠肿瘤标本,离断肠管,去除标本,行功能性端端吻合或端侧吻合。再次建立气腹,并确认肠管无扭转,吻合口无张力,小肠系膜未钻入吻合口后方,理顺小肠位置,于脾窝吻合口周围放置引流管经左侧腹引出,关腹。

(三)腔镜下乙状结肠癌联合膀胱或小肠部分切除术

乙状结肠癌可能会与腹壁或邻近脏器粘连,主要有小肠、膀胱等。为达到根治效果,有时需要切除全部或部分粘连脏器。

1.适应证

(1)无远隔器官转移或者远隔器官转移可达到R0切除。

(2)无重要器官功能障碍。

2.禁忌证

(1)已有广泛淋巴及血行转移和广泛腹膜种植。

(2)肿瘤侵犯大血管及神经。

(3)骨盆受侵。

3.手术步骤

(1)腹腔镜下乙状结肠癌联合小肠部分切除

经腹腔镜常规探查腹腔，尤其注意肿瘤与周围脏器关系。需仔细辨认和区分是炎性粘连还是癌性浸润。如术中无法准确判定受累性质，可行冰冻病理加以明确。若为炎性粘连，宜行粘连区域分离松解术，注意勿损伤小肠肠管及供应血管。若为癌性浸润，则需辨认受累区域为小肠肠管还是肠系膜。

如为乙状结肠癌浸润小肠肠管，则应保证手术切除的彻底性，施行原发灶连同受累肠管整块切除。肠系膜切除范围应成扇形，使与切除肠管血液供应范围一致，拟切断部位肠管血运必须良好，以保证吻合口愈合。肠管吻合方式包括端端、侧侧和端侧吻合。可用管形吻合器或直线切割闭合器进行肠管吻合。有时小肠粘连为多个节段，需保留足够肠管以免影响消化功能。肠管吻合可由辅助切口进行，有经验者亦可行全腔镜下吻合。

如为乙状结肠癌浸润小肠系膜，可视肠系膜厚度及受累情况决定术式。对肠系膜较厚、肿瘤浸润较浅者，可小心锐性切除受累系膜，注意保护肠管血供。肠系膜较薄或肿瘤浸润较深者，则应连带系膜区肠管一并切除。

（2）腹腔镜下乙状结肠联合膀胱切除术

经腹腔镜常规探查腹腔，可通过尿管逆行注入生理盐水使膀胱充分膨胀。注意区分膀胱受累的程度，如受累部分盆壁腹膜轻度粘连，则将该处腹膜完整切除即可。如粘连程度较重，或已伴有膀胱壁浸润，则可会同泌尿外科制订手术方案。多数患者浸润部位在膀胱体、底部，通常可行肿瘤及膀胱粘连处全层完整切除。如果肿瘤与膀胱关系紧密，可距肿瘤1 cm处切开膀胱全层，确保受累膀胱壁获得完整的R0切除。病变部膀胱壁切除后，将缺损膀胱边缘用2-0可吸收线全层连续缝合，再用3-0可吸收线间断缝合浆肌层。

如肿瘤侵及膀胱三角，要达到根治效果则需要行全盆腔脏器切除术（TPE）。膀胱重建需要恢复泌尿系统的完整结构，其中回肠代膀胱最常用，也有使用盲肠或结肠代膀胱。如仅为一侧输尿管开口受累，在不破坏膀胱三角中尿道和对侧输尿管开口的情况下，可以切除一侧输尿管，修正后将病侧输尿管干净切缘重植回膀胱。术后留置导尿管，注意保持通畅，防止脱出，必要时行膀胱冲洗，通常在10~14天后拔除尿管。

（四）腔镜下全盆腔脏器联合切除术

1.适应证

（1）局部进展期直肠癌侵犯膀胱三角。

（2）侵犯大部分膀胱壁，残余膀胱容量不足。

（3）侵犯前列腺、后尿道。

2.禁忌证

（1）一般情况差或心肺等问题不能耐受大手术。

（2）侵犯骶2水平以上。

（3）骨盆侧壁或重要结构受侵，如坐骨神经、髂外血管或骨性骨盆。

（4）伴有不可切除的远处转移灶。当直肠局部症状如局部穿孔、脓肿感染、内瘘或出血与不可切除的远处转移灶并存时，建议多学科会诊权衡PE手术的利与弊，切忌行姑息性大手术。

3.手术站位与戳卡布局

与腹腔镜直肠手术占位及戳卡位置类似。

4.手术范围

切除范围包括直肠、肛门、膀胱、前列腺（男性）、子宫阴道（女性）、输尿管下段；必要时联合侧方淋巴结清扫。

5.手术步骤

（1）上段直肠游离

同腔镜直肠手术部分：包括肠系膜下血管根部离断

及淋巴结清扫，直肠后间隙游离至肛提肌平面。

（2）盆腔侧向间隙分离

进入Retzius间隙，离断输精管。沿膀胱腹下筋膜显露髂内血管，离断其脏支，若需行侧方淋巴结清扫，可沿髂外静脉下缘分离至盆筋膜间隙，显露闭孔神经，清扫区域淋巴结。游离并离断输尿管下段，完成侧向间隙与直肠后间隙会师。

（3）盆腔前间隙的分离

切开脐正中襞，进入膀胱前间隙，处理双侧耻骨前列腺韧带，缝扎阴茎背静脉复合体（男性）并离断尿道，腔镜下切开肛提肌，离断近端乙状结肠。

6.标本取出与消化道、泌尿系重建

会阴部取梭形切口，前方紧邻耻骨后，完成与腹部组的会师，标本经会阴切口取出。完成乙状结肠造口，泌尿系的重建（回肠膀胱或输尿管皮肤造口术），盆底及会阴的重建修复。

（五）腔镜后盆腔脏器切除术

1.适应证

多见于局部进展期直肠中段及上段肿瘤累及子宫体、宫颈、阴道的女性患者；或乙状结肠癌患者，癌肿脱入盆腔并浸润子宫体部，或肿瘤穿孔，造成肿瘤周围脓肿，并将子宫、附件包裹其中形成炎性包块；当进展期低位直肠癌累及阴道全层并突破阴道黏膜，也是后盆腔脏器切除的适应证。

2.绝对禁忌证

（1）不可切除的广泛转移的晚期肿瘤。

（2）合并急性肠梗阻、消化道穿孔，腹壁或腹腔内存在严重感染。

（3）难以纠正的严重凝血功能障碍，或合并易引发出血的基础性疾病。

（4）严重的心肺脑等重要脏器功能不全，全身情况差，不能耐受全麻及长时间CO_2气腹者。

3.相对禁忌证

（1）腹腔手术史，腹腔广泛粘连。

（2）肿瘤累及高位骶骨（S2以上）。

（3）肿瘤侵犯坐骨神经。

4.手术站位与戳卡布局

（1）手术站位

改良截石位。术者站患者右侧，扶镜手站术者左侧，助手站患者左侧。

（2）戳卡布局

①腹腔镜镜头戳卡孔（10 mm）：位于脐孔。

②主操孔（12 mm）：右髂前上棘与脐连线的中外1/3处。

③术者辅操孔（5 mm）：脐水平与右腹直肌外缘交叉处。

④助手主操作孔（5 mm）：左髂前上棘与脐连线的中外1/3处。

⑤助手辅操孔（5 mm）：脐水平与左腹直肌外缘交叉处。

5.手术范围及入路

手术范围与入路和肿瘤位置及侵犯生殖器官的部位密切相关，手术原则是在无肿瘤暴露的前提下保证R0切除。根据肿瘤累犯部位，分述如下：

（1）肿瘤累及子宫体

当肿瘤累及子宫体，子宫直肠窝未封闭时，手术联合子宫切除范围与腹腔镜下全子宫切除术一致，是否同时切除双侧附件需个体化考虑。子宫切除应在充分游离乙状结肠及直肠后方间隙之后进行，因为充分分离直肠后方间隙之后，肿瘤整体活动度增加，利于显露术野。

手术难点在于子宫后壁及宫颈后方因肿瘤遮挡而显露困难,可先进行肿瘤下方直肠的离断,直肠离断后子宫后壁及宫颈后方显露清楚便于操作。也可离断子宫动静脉后,在阴道举宫器或棉球引导下切开阴道前壁,然后直视下离断阴道后壁,最后离断双侧骶韧带,则子宫随肿瘤整块切除。

(2)肿瘤累及宫颈、阴道上段

肿瘤累及宫颈导致子宫直肠窝封闭、肿瘤累及阴道上段或阴道穹窿,是后盆腔脏器切除术中难度较大的情况。术中需要判断盆腔自主神经层面是否受累并需要打开输尿管隧道,游离输尿管避免损伤并保证足够的阴性切缘。充分利用盆腔侧方的无血管间隙可使手术更加解剖清晰、安全可靠。具体手术操作是,在充分游离乙状结肠、直肠后方间隙后,手术层面跃迁至盆腔侧方,打开输尿管腹下神经筋膜与髂内血管之间的间隙,在此过程中判断输尿管及神经筋膜层面是否受累,以决定是否行保留盆腔自主神经的后盆腔脏器联合切除术。若有输尿管受累,可联合切除受侵犯段输尿管并行输尿管膀胱植入术。肿瘤向侧前方浸润常可累及一侧子宫骶骨韧带及子宫主韧带,需打开输尿管隧道,将输尿管充分排开后切除子宫主韧带。在阴道举宫器或棉球的辅助下切开阴道前壁后直视下在肿瘤下缘切开阴道后壁,进入直肠阴道间隙,则手术层面回归到直肠前间隙。需要注意的是如果肿瘤侵透阴道黏膜,切开阴道前壁会导致肿瘤腹腔暴露,建议充分游离阴道,并在肿瘤下方分离直肠阴道间隙,使用闭合装置离断阴道,以避免肿瘤腹腔暴露。

(3)肿瘤累及阴道中下段

如肿瘤未累及阴道黏膜,肿瘤无阴道暴露,可选择进行联合部分阴道壁切除,如肿瘤侵透阴道黏膜,需行全阴道及子宫切除,原则是在保证切缘的基础上避免肿瘤暴露及术野种植。

6.淋巴清扫的范围

因累及生殖系统的直肠肿瘤均为T4b期,需常规行肠系膜下动脉根部淋巴结清扫;如术前检查考虑侧方淋巴结转移,则可联合行侧方淋巴结清扫术。

7.关闭阴道断端及吻合

可经阴道缝合或腹腔镜直视下缝合,一般采用可吸收缝线连续缝合。肠道重建同直肠癌根治术后重建。

8.取标本切口

标本可在保护套保护下经阴道取出，行NOSES手术，如标本体积较大，取出困难也可选择经腹部切口取出，一般取下腹部横切口或下腹正中纵切口，切口保护套保护切口整块取出标本，应避免取出标本时离断标本导致肿瘤暴露。

（六）腔镜同期肠癌根治联合肝转移瘤切除术

1.适应证

（1）结直肠癌原发病灶能够根治性切除。

（2）肝转移灶可完全切除，且要求保留足够功能性肝组织（肝脏残留容积大于或等于30%~40%）。

（3）患者全身状况能耐受同期联合切除。

2.禁忌证

（1）结直肠癌原发病灶不能取得根治性切除。

（2）存有不能切除的肝外转移灶。

（3）腹腔内致密粘连，难以显露、分离病灶。

（4）患者全身状况不能耐受手术。

3.病灶定位

（1）术前评估：影像学（超声、CT、MRI）评估转移灶数量、大小、位置及与血管、胆管关系。

（2）术中定位：通过术中超声或荧光导航技术可发现术前影像学及术中探查未能发现的病灶，更加精确确定切除边界和切除范围。

（3）戳卡布局：建议采用四孔法或五孔法。观察孔位于脐上或脐下，操作孔位置依据拟切除的肝脏病灶位置而定。

4.肝转移瘤切除方式

（1）非解剖性肝切除：包括肝楔形切除、局部剜除等。非解剖性肝切除适用于直径较小的（小于3 cm）、位置表浅、未侵犯肝内主要管道的单发或者分散分布的多发肝转移灶的切除。对于位于肝Ⅶ、Ⅷ、Ⅳa段病灶的可切除性应当根据自身技术水平判断。

（2）解剖性肝切除：主要包括左右半肝的切除以及肝左外叶、右后叶和其他肝段的切除等。解剖性肝切除主要适用于肿瘤直径较大（大于或等于3 cm）、位置深在、可能侵犯肝内主要管道的单发或者集中分布于半肝内等某个解剖性区域内的多发肝转移灶的切除。肝三叶切除、中肝切除以及尾状叶切除等手术应当根据自身技术水平判断，不作为绝对禁忌证。

（七）腔镜同期肠癌根治联合肾癌切除术

1. 适应证

（1）结直肠癌与肾癌均为原发性癌。

（2）结直肠癌病灶能够根治性切除。

（3）肾脏为局限性或局部进展性癌。

（4）患者全身状况能够耐受同期联合切除。

2. 禁忌证

（1）结直肠癌原发病灶不能取得根治性切除。

（2）存有不能切除的结直肠或肾癌的远外转移灶。

（3）腹腔内致密粘连，难以显露、分离病灶。

（4）患者全身状况不能耐受手术。

3. 戳卡布局

（1）结直肠癌操作的戳卡布局参考各论部分。

（2）肾癌操作的戳卡布局：

①腹腔镜镜头戳卡孔（10 mm）：位于脐部或平脐腹直肌旁。

②主操作孔（12 mm）：锁骨中线肋下缘。

③辅助操作孔（5 mm）：平脐腋前线。

④助手操作孔（5 mm）：腋中线肋下缘。

4.病灶切除

(1)病灶切除顺序:一期同步切除顺序并无绝对要求,如结直肠病变与肾脏病变位于同侧(如升结肠癌合并右肾癌或乙状结肠/降结肠癌合并左肾癌),可先行切除肠道病灶,可能有利于肾脏的暴露与游离。

(2)结直肠病灶切除:参考各论部分。

(3)肾脏病灶切除

①保留肾单位的肾脏肿瘤切除术(nephron sparing surgery,NSS):临床分期为T1a期,肿瘤位于肾周边,推荐性NSS,对于T1b、T2期甚至部分T3也可行NSS。包括肾部分切除术、肾楔形切除术、肾肿瘤剜除术等。

②根治性肾切除术(radical nephrectomy,RN):切除范围包括患肾、肾周筋膜、肾周脂肪、从膈肌脚到腹主动脉分叉处淋巴结以及髂血管分叉以上输尿管。

首先游离结肠旁沟切开侧腹膜,将结肠推向内侧,显露Gerota筋膜,并于肾下极处切开。寻找肾动、静脉。对于NSS,将肾动脉夹闭阻断后,将肾脏肿瘤完整切除,保证切缘阴性。再用缝线缝合肾脏缺口,最后打开动脉阻断夹。对于RN,将肾动、静脉夹闭、离断后,游离肾上腺与肾上极,再游离肾下极及外侧,最后游离输尿管并夹闭、离断。

(八) 腔镜同期肠癌根治联合腹膜或卵巢局部转移灶切除术

腹膜转移或卵巢转移在结直肠癌较常见,常用肿瘤细胞减灭术 (cytoreductive surgery, CRS) 联合腹腔热灌注化疗 (hyperthermic introperitoneal chemotherapy, HIPEC) 进行治疗。在腹腔探查完全前提下,对一些 PCI 评分 (peritoneal cancer index) 不高、腹腔粘连不重患者可考虑使用腹腔镜完成减瘤及 HIPEC 置管手术操作,能在一定程度上缩小手术切口,减少创伤,有利术后康复。

1.适应证

(1) 单侧或双侧卵巢转移,且病灶直径较小(建议单个肿瘤小于 5 cm)。

(2) 卵巢转移合并子宫侵犯。

(3) 盆底腹膜转移。

(4) 膈肌腹膜转移。

(5) 大网膜转移。

2.相对禁忌证

小肠系膜多发转移,壁层腹膜多发转移,腔镜下显露或操作困难，容易遗漏病灶者。

3.绝对禁忌证

（1）腹腔粘连严重，无法建立气腹及腹腔镜操作通道。

（2）巨大卵巢转移灶，移除标本必须做腹壁大切口。

4.主要技术要点

（1）在建立戳卡通道时应注意避免损伤粘连部位肠管，建议在非手术瘢痕部位直视下置入戳卡。

（2）腹腔探查应该完全彻底，按照顺序，避免遗漏。

（3）在腹腔镜减瘤过程中，应当避免医源性肿瘤破裂，避免膈肌损伤。

（4）在剥离膈肌腹膜、壁层腹膜或盆底腹膜时，可以联合使用双极电凝设备毁损小的肿瘤病灶。

（5）减瘤结束后在腹腔镜下放置HIPEC引流管时，应当按合理的顺序放置引流管，并且放置到位，避免移位。

五、特殊病例腔镜手术

（一）多次腹部手术史的腔镜手术

1.术前评估

全腹增强CT扫描和三维血管重建是必要的，术前必须对手术难度进行评估，多次手术造成腹腔内组织器官粘连、移位甚至缺失必须得到充分讨论，避免盲目进腹遇到问题解决问题。

2.患者体位

根据肿瘤部位采用改良截石位或分腿平卧位。

3.气腹建立

开放式建立气腹，根据术式不同采用脐上或脐下小切口开放进腹。如腹正中位置存在手术切口瘢痕，应避开瘢痕区域建立气腹，可选择远离切口瘢痕处拟操作孔位置开放置入戳卡，建立气腹。切勿盲目穿刺，造成副损伤。

4.操作孔戳卡置入

气腹建立完成后，根据腹腔镜探查情况，优先选择无粘连处腹壁建立第一操作孔，然后置入电器械，分离腹腔内组织与腹壁间粘连，建立其他操作孔。

5.粘连肠管游离

优先处理粘连于腹壁的肠管，待全部操作孔建立后再分离手术区域的粘连肠管。

推荐低功率电钩或电剪刀进行游离，对于粘连广泛的小肠，要充分预判可能切除的肠管长度，避免分离造成肠管破损，后续切除吻合后造成短肠。如病人无梗阻病史发作,不建议对手术区域之外的粘连进行分离。

6.术中操作

(1)对多次结直肠切除病史者,术前可通过三维血管重建完成对肠系膜上、下血管系统评估,防止剩余一段无血运肠管遗留体内,充分保证吻合肠管远近端血供。

(2)对曾做过泌尿系统手术或者做过输尿管游离患者,再次手术之前建议放置输尿管、支架管辅助术中显露和保护输尿管。

(3)对肠管严重粘连,无法建立操作空间或显露术野,应果断中转开放,避免不必要的肠管损伤、出血等风险。

(二)肥胖患者腔镜结直肠癌手术

1.手术站位与特殊固定

(1)手术站位:根据肿瘤部位采用改良截石位或分腿平卧位。

(2)特殊固定:①肩托。②左右胸部支撑。③胸部固定带。④双侧上肢并拢于身体两侧,避免肢体过伸,中心静脉置管维持静脉通路。

2.操作要点

(1) 气腹建立及探查:气腹针及穿刺器选择加长型,避免反复穿刺造成组织假道形成。在体位确切固定前提下,最大限度调整体位,便于组织暴露,可利用纱布阻隔肠管。

(2) 组织提拉牵引:肥胖患者血管周围脂肪堆积较多,组织较脆,提拉牵引容易造成组织撕裂,引起出血。助手选用10 mm直径大口径锁扣肠管抓钳,或者系带捆绑肠管牵拉,避免反复钳夹撕脱组织。

(3) 腔镜结肠癌根治术:右半结肠推荐尾侧入路,显露结肠Toldt's筋膜间隙后行中央血管结扎;左半结肠推荐肠系膜下静脉为解剖标志,离断其后显露结肠后间隙,后行血管根部结扎。可考虑行全腔镜吻合,包括顺蠕动吻合和逆蠕动吻合。

(4) 腔镜直肠癌根治术:部分学者建议主操作孔较常规偏向中线1~2 cm,直肠前壁分离线建议在膜桥或者腹膜反折最低点近端1~2 cm切开,悬吊子宫或者膀胱腹膜,并采用"后前侧侧"的游离顺序,推荐用45 mm可旋转切割吻合器经腹离断或结合经肛离断。

(5) 经肛腔镜:对困难骨盆、肥胖患者,经肛腔镜分离具一定优势,且远切缘离断更精准,但需一定学习曲线。

(三)合并先天发育异常患者腔镜结直肠癌手术

结直肠癌合并内脏转位、降结肠系膜扭转不良和脊柱侧弯畸形等先天发育不良时,腔镜手术治疗常面临解剖变异识别及手术顺序改变。

1.腹腔镜适应证与禁忌证

同常规腹腔镜结直肠癌手术。

2.手术站位与戳卡布局

内脏转位手术站位和戳卡布局与没有内脏转位患者常相反;脊柱侧弯根据实际情况增加腰垫,戳卡布局要尽可能减少相互干扰;降结肠系膜旋转不良戳卡布局与常规相似。

3.手术范围

清扫血管根部淋巴结,切除肿瘤远近端足够肠管。

4.手术步骤

(1)探查内脏转位、系膜扭转不良情况,先解除先天粘连,显露血管根部;内脏转位病人肠管与肠系膜上血管距离较近,要先识别肠系膜上血管主干走行,主要分支常较短直,手术难点在于主要分支离断,然后行肠管游离。

（2）脊柱侧弯主要在于腹腔操作空间有限，操作时容易互相干扰。

（3）降结肠系膜扭转不良应注意系膜缩短，肠系膜下动脉分型异常及边缘血管弓容易损伤问题，采用脐旁辅助切口，开放下处理肠系膜下动脉，或用肠管悬吊法和头侧中间入路显露肠系膜下动脉，降低中转和边缘血管弓损伤风险。

5.取标本切口

结直肠癌合并先天发育不良时，中转率较高，切口选择以利于血管处理和肠管提出的方便为原则。降结肠系膜扭转不良的腹腔镜直肠手术推荐选择脐旁或脐上的上腹部正中切口。

六、腔镜主要并发症的预防与处理

（一）术中并发症

1.出血

（1）骶前出血。预防骶前出血重点是寻找到正确间隙，并在间隙内锐性分离，分离过程中尽量靠近直肠固有筋膜。当出现骶前出血时切忌盲目钳夹止血，助手持吸引器与术者配合快速寻找出血点，根据出血量大小采取压迫（可用止血材料）、电凝或钛夹钳夹方式止血，必要时纱布填塞中转开腹，也可使用无菌图钉止血，或宫纱压迫止血。

（2）血管神经束（NVB）出血。血管神经束不同于其他部位出血，尽量不用电凝止血，以免影响术后排尿与性功能。出血时宜采取4-0细线连续或间断缝扎止血，配合局部纱布压迫止血，一般较好。

（3）肠系膜上静脉及属支出血。术中暴露较差及解剖变异是肠系膜上静脉损伤常见原因。当出现肠系膜上静脉及属支出血时应注意保持术野清晰，准确夹闭出血点钳夹止血夹，或采用血管缝合线缝扎止血，当出血量大、术野不清时应及时中转开腹。

（4）侧方淋巴结清扫中的血管出血。尽量做选择性侧方淋巴结清扫，减少术中出血的风险。

（5）脾门或脾脏出血（脾撕裂）。游离结肠脾曲时要注意首先松解局部粘连，过度牵拉可致脾撕裂。轻度脾撕裂可局部电凝止血后填塞止血材料，较严重的脾撕裂或脾门损伤因术野暴露困难、腔镜下止血难度大，应中转开腹后根据具体情况再决定处理方法。

（6）戳卡损伤。穿刺锥使用不当、盲穿可致血管损伤。穿刺时两侧提皮钳应尽量提紧，保证腹壁抬高远离腹内血管，必要时可采取开放法建立气腹。大网膜血管损伤一般可通过压迫或超声刀止血，一般不需要中转开腹，但小肠系膜主要血管损伤，必要时可中转开腹行血管修补术。

（7）其他。除以上常见出血外，结直肠癌手术还涉及其他血管，如胃结肠静脉干、回结肠血管、右结肠血管、幽门下血管、肠系膜下血管及属支等，熟练掌握各种解剖变异、充分显露手术平面是预防术中出血的重点，团队配合、合理使用不同的止血方法是处理各类出血的不变法则。

2.输尿管损伤

术前应仔细研读影像学检查片，明确肿物与输尿管关系，若疑似侵犯可术前置入输尿管支架作为术中指引。术中可在分离后的左侧Toldt's间隙内放置纱条，再沿左侧结肠旁沟向内侧分离。若损伤范围较小可直接行输尿管缝合或吻合，必要时请泌尿外科医生术中会诊，共同决定处理方法。

3.神经损伤

肠系膜下神经丛的左、右侧束形成环形结构附着于腹主动脉前方，肠系膜下动脉自其中穿出，其中左侧束与肠系膜下动脉鞘关系密切，故应与动脉根部切开动脉鞘，并沿纵轴继续切开，使左侧束与动脉分离，了解神经的解剖位置是保护神经不受损伤的关键。因血管神经束（NVB）位于邓氏筋膜前叶的外侧，为保护NVB不受损伤，当沿邓氏筋膜前间隙向下方分离见到邓氏筋膜前叶时，应及时切断Denonvillier's筋膜前叶，仅切除其中央部分，保留两侧的邓氏筋膜前叶。

4.十二指肠损伤

十二指肠空肠曲紧邻肠系膜下动脉根部，在处理253组淋巴结时，应充分显露十二指肠。十二指肠损伤是高危并发症，当出现十二指肠损伤时应及时予以修补，以免出现术后致命性并发症。

5.皮下气肿

垂直于腹壁置入穿刺锥可减少穿刺锥误入腹膜外的可能；适宜的皮肤切开尺寸可帮助固定戳卡，使戳卡不会反复脱出致皮下间隙增大。

6.CO_2蓄积

心肺功能较差且手术时间较长的患者易出现CO_2蓄积，一旦术中发生高碳酸血症应尽快结束手术，排空腹腔内CO_2气体，并予以对症处理。

7.其他

行腹会阴联合直肠癌根治术患者，若拟行术后放疗，应术中关闭盆底腹膜，防止放射线肠炎发生；行括约肌间分离时，女性患者要注意避免损伤阴道后壁，男性患者要注意避免损伤后尿道；行新辅助放疗、有糖尿病病史或有免疫性疾病并服用激素类药物的患者，建议加行预防性回肠造口术。

（二）术后并发症

1.吻合口瘘

吻合口瘘分为3级：A级患者术后无特殊临床症状及体征，不影响术后恢复；B级表现为不典型或局限性腹膜炎，可给予抗感染并保证局部引流通畅；C级有明显腹膜刺激征，需要及时手术干预。为减少吻合口瘘的发生概率，术前、术中、术后三方面均需格外注意。术前需有完善术前准备，包括纠正营养状态、调节血糖及电解质紊乱、充分的肠道准备。术中要采取恰当的吻合方式，保证吻合口的血运佳、张力小，留置肛管引流减压，必要时行预防性小肠造口术。术后引流充分，根据具体情况适时调整引流管及肛管。

2.术后出血

腹腔出血量不大多采取保守治疗方式,出血部位不明时可尝试腹带加压包扎、给予止血药物、输血等对症处理,及时复查血常规、腹部CT或腹腔彩超,以防血存于腹腔未被发现,当出血量较大时应手术探查。吻合口出血时除常规保守治疗方式外,可尝试内镜下止血,同时要谨防吻合口瘘的发生。

3.乳糜漏

乳糜漏的发生多与术中肠系膜上、下血管周围软组织处理不当有关,应适时采用超声刀慢档操作,可减少发生概率。当发生乳糜漏时可禁食或无脂饮食、全肠外营养、给予生长抑素,保持引流管引流通畅,多数情况可保守治疗,严重时需手术处理。

4.尿瘘

怀疑术后尿瘘可行肾盂分泌造影,根据尿瘘位置及严重程度,结合泌尿外科医生会诊意见,决定进一步诊治方案。

5.肠梗阻

术后应常规排列小肠,按照系膜走行,由左上腹至右下腹,并平铺大网膜。留置引流管应贴近腹壁或盆壁，避免压迫小肠。出现小肠梗阻应给予胃肠减压，必要时行肠梗阻导管置入术，如发生较严重的机械性梗阻应急诊手术探查。

6.造口并发症

造口时要注意造口处肠管血运，尤以结肠单腔造口为主，避免肠管游离过长影响造口血运，造成术后造口坏死、脱落。结肠造口宜提出腹壁皮肤约5 cm，缝合固定后使黏膜外翻，防止造口塌陷、回缩。腹膜及前、后鞘开口大小要适宜，过大易出现造口旁疝，过小易出现造口狭窄，结肠单腔造口可采用腹膜外隧道式造口以预防造口旁疝。造口周围皮肤炎可酌情护理。

7.腹腔感染

患者术后体温降而复升或持续发热应警惕腹腔感染可能，除血常规外术后可常规复查腹部彩超或CT，若存在腹腔积液应根据积液位置及积液量决定是否行超声引导下腹腔积液穿刺引流。可行引流液细菌培养决定抗生素用药方案。

8.疝

戳卡疝多发生于10 mm或12 mm穿刺孔，疝内容物多为大网膜。术后早期戳卡疝可拆除缝线，将疝内容物还纳腹腔，纱布填塞包扎即可。术后晚期戳卡疝可扩大切口，还纳疝内容物，修补缺损。注意有时疝内容物为肠管，表现为完全或不完全性肠梗阻，应仔细检查腹壁穿刺孔，腹部CT可助诊断，处理时应注意肠管颜色及状态，避免未被发现的肠管坏死。较大辅助切口疝可采取腹腔镜下疝修补术，缝合疝囊颈同时行补片修补，创伤较小但费用较高。

9.切口感染

建议间断、分层缝合腹膜及前鞘，缝合皮下时可更换手套并充分冲洗切口，切口可置入细引流管并负压吸引预防积液感染。术后前三天应每日检查切口情况，如皮肤红肿、渗出较多应及时拆除皮肤缝线，探查皮下并留置纱条引流，腹带包扎以免切口裂开。

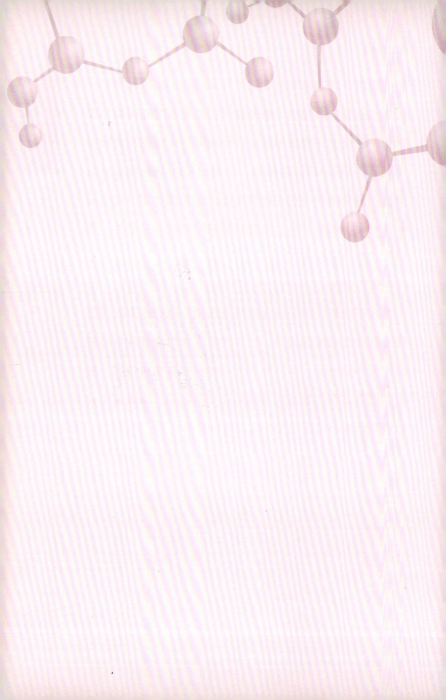

第八章

妇瘤腹腔镜技术

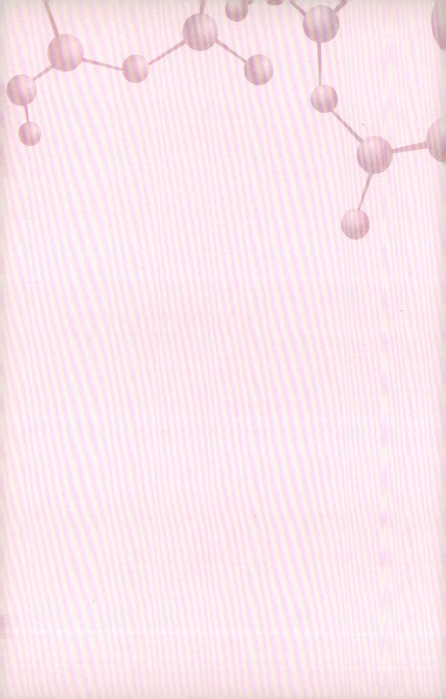

一、妇瘤腔镜的历史与发展

(一) 宫颈癌

宫颈癌是我国女性生殖道最常见恶性肿瘤，严重影响妇女健康。宫颈癌手术始于19世纪末。1989年，Querleu等完成世界首例腔镜辅助经阴道广泛子宫切除术。1992年，Nezhat等报道首例完全腔镜下广泛性子宫切除术和盆腔淋巴结切除术。至此拉开了宫颈癌腔镜手术治疗的帷幕，并在欧美国家迅速推广。广泛性子宫切除术是治疗宫颈癌的主要方式，但一味强调切除的广泛性会致盆腔自主神经损伤，引起术后膀胱、直肠功能紊乱及性功能障碍。如何在保证切除范围，提高生存率同时提高患者生活质量越来越受到关注。保留盆腔神经的广泛性子宫切除术最先由日本学者OKabayashi实施；1988年Sakamoto等将其命名为"东京术式"。2000年Possover等提出在腔镜辅助经阴道广泛性子宫切除术中，以直肠中动脉作为标志来区分主韧带血管部和神经部的方法，从而保护支配膀胱运动功能的盆腔自主神经。随着筛查技术提高，宫颈癌发生越来越年轻化，年轻未生育患者比例增加，保留生育功能的手术对这些患者势在必行。Dargent自1987年开始应用"经阴道广泛性宫颈切除术+腔镜盆腔淋巴结切除术"为早期宫颈癌患者实施保留生育功能手术。随后，Lee等报道2例保留子宫动脉腔镜广泛性宫颈切除术。因此类手术适用患者少，操作复杂，对技术要求高，在我国仅部分单位开展。2015—2019年NCCN及2018年FIGO针对宫颈癌推荐的手术途径中均有经腔镜途径，宫颈癌腔镜术也逐渐被国际指南采纳及推荐。2018年发表于《新英格兰医学杂志》的一项前瞻性多中心随机对照临床试验（LACC研究）改变了腔镜在宫颈癌普遍应用的格局，认为微创手术预后差于开腹。2019年之后ESGO和NCCN指南对腔镜宫颈癌手术不再推荐。

（二）子宫内膜癌

子宫内膜癌居我国女性生殖系统恶性肿瘤第二位，70%确诊于临床早期。治疗以手术为主，术后结合放疗、化疗、靶向治疗和免疫治疗等。1989年Querleu首次实施腔镜盆腔淋巴结切除术，这在腔镜用于治疗妇瘤历史上具里程碑意义。1992年，Childers首次对Ⅰ期子宫内膜癌患者行腹腔镜下盆腔及腹主动脉旁淋巴结切除术+经阴道全子宫切除术，初步认为腹腔镜下子宫内膜癌分期手术可作为I期子宫内膜癌的可选择术式。随后国内外学者针对子宫内膜癌的腹腔镜治疗进行了多项前瞻性随机对照研究，研究结果均认为对于低危早期子宫内膜癌，腹腔镜手术是安全的。1996年5月至2005年9月，美国妇科肿瘤学组（GOG）进行了一项大型随机对照试验，用以比较腹腔镜下子宫内膜癌分期手术与开腹手术的效果，结论是腹腔镜手术安全、可靠，以此奠定了腹腔镜技术在子宫内膜癌手术治疗中的主要地位。自2011年始美国国立综合癌症网络（NCCN）指南推荐腹腔镜手术用于子宫内膜癌的治疗，从2017年开始，腹腔镜已作为子宫内膜癌的标准手术方式予以推荐，以腹腔镜为主要技术平台的子宫内膜癌手术策略和理念已逐渐受到广大医务工作者和患者的认可。

（三）卵巢癌

卵巢癌是女性常见恶性肿瘤，手术治疗是卵巢癌整合治疗的基石。1975年Rosenoff等首次将腔镜用于卵巢癌患者术前探查与评估。随后Wiltshaw等肯定了腔镜在卵巢癌二次探查中的作用。1989年Reich等实施首例Ⅰ期卵巢癌腔镜全面分期手术。研究表明，有经验的妇瘤医师对早期卵巢癌实施腔镜下全面分期手术，可获得与开腹手术相同的肿瘤学结局。2015年开始，NCCN指南在早期卵巢癌术式推荐中纳入腔镜手术。腔镜手术在晚期卵巢癌治疗中仍在不断探索。Vergote等在1998年首次提出腔镜作为肿瘤细胞减灭术前评估手段。随后，Fagotti等在2006年建立基于腔镜技术预测满意肿瘤细胞减灭术的Fagotti评分模型——预测指数评分（predictive index value，PIV），并获广泛认可。现阶段腔镜在晚期卵巢癌中主要用于疾病诊断和病情评估。

二、腔镜技术在妇瘤诊疗中的优势与不足

腔镜在妇瘤术中具手术创伤小、术中失血少、术后恢复快、感染率低、并发症少、住院时间短、能有效减少盆腹腔粘连等独特优势。普通腔镜摄像头具5~15倍放大作用，3D腔镜使术者操作更加精细化。对肥胖和糖尿病患者，可显著降低切口感染、血栓形成、肺栓塞等并发症。另外，腔镜手术更易保存影像资料，可用于教学示范或回顾分析，从而更好促进腔镜技术提高。

尽管腔镜在妇瘤诊治中的应用被证实有诸多优势，但仍有不足。

（1）腔镜缺乏手的触感。开腹术者可直接用手触摸病灶，缝合，打结过程中可更好感知打结力度。

（2）腔镜手术中对患者体位要求较为严格，需采取

头低臀高位。某些肥胖、合并心肺功能异常患者，长时间头低臀高位会增加相关并发症发生风险。

（3）学习曲线较长。术者的手术达到一定量积累才能熟练操作腔镜，此时手术时间、中转开腹率、并发症等趋于稳定，即为腹腔镜学习曲线。学习曲线除与术者手术理念、技术和经验等密切相关外，还与患者选择相关。

（4）腔镜术中肿瘤破裂率高于开腹手术。最近一项回顾性研究分析了8850例Ⅰ期卵巢癌病例，发现腔镜手术是术中肿瘤破裂的独立危险因素，肿瘤破裂的风险是开腹手术的1.2倍，且肿瘤破裂患者预后更差。

（5）CO_2气腹对机体的影响。研究表明，CO_2气腹有导致部分患者血氧分压下降和CO_2吸收，增加中老年高碳酸血症、酸中毒、空气栓塞、皮下气肿、纵隔气肿等病理生理改变的可能，存在电解质紊乱、心脏停搏等风险。

（6）恶性肿瘤术后腹壁切口种植转移。有报道称，腔镜卵巢癌术后穿刺部位种植转移率远高于开腹手术。除考虑CO_2气腹影响外，无瘤观念、腔镜技术水平、穿刺口取标本时的医源性种植也可能是穿刺部位肿瘤种植转移的影响因素。

（7）复杂情况下手术难度大。当患者存在盆腹腔广泛粘连时，对术者要求极高，如操作不当，反而增加副损伤。

（8）自LACC研究后腔镜在宫颈癌的应用备受争议。虽有研究显示ⅠB1期子宫颈鳞癌腔镜与开腹有相似5年总体生存率及无病生存率，但其证据等级较低。如何在宫颈癌治疗中应用腔镜等微创技术是值得思考和讨论的问题。目前大部分学者认为腔镜手术预后不良原因可能与术中使用举宫器、CO_2气腹、阴道残端处理等有关，具体机制尚未明确。

因此，妇瘤的腔镜术必须由经过专业手术培训的有经验的妇瘤医生在严格把握适应证前提下实施，充分利用腔镜优势，采取必要手段规避风险，为患者带来福祉。

三、腔镜手术在妇瘤中的应用

（一）宫颈癌

1.不保留生育功能手术

一项Meta分析纳入了4935例ⅠA~ⅡA期、病灶直径小于2cm的宫颈癌患者，比较微创手术与开腹手术治疗宫颈癌的预后结局，结果认为微创手术与更差的无进展生存期有关。但包括我国在内的多项回顾性研究表明，对肿瘤直径<2cm的子宫颈癌患者实施微创手术，预后并不劣于开腹手术患者。基于唯一的RCT研究证据，结合众多回顾性研究及不同结论的荟萃分析，子宫颈癌腹腔镜手术应在患者充分知情、明确同意的前提下，慎重选择。

（1）ⅠA1期无淋巴脉管间隙浸润（lympho-vascular space invasion，LVSI）：锥切确诊的ⅠA1期无LVSI者，切缘阴性虽无保留生育功能需求但有明确手术禁忌者，可观察随访；无手术禁忌者可行腹腔镜筋膜外全子宫切除术。切缘阳性推荐再次锥切以更确切地评估浸润深度；无法或不能接受再次锥切者，病理判读切缘为高级别鳞状上皮内病变（HSIL）者行腹腔镜筋膜外全子宫切除，切缘为癌者行改良广泛性子宫切除术+盆腔淋巴结切除术，可考虑行前哨淋巴结（sentinel lymph node，SLN）显影。

（2）ⅠA1期伴LVSI阳性或ⅠA2期：可选择腹腔镜改良广泛性子宫切除术+盆腔淋巴结切除术，可考虑行SLN显影。有手术禁忌证或拒绝手术者，可盆腔外照射+近距离放疗。

（3）ⅠB1、ⅠB2和ⅡA1期：推荐开腹广泛性子宫切除术+盆腔淋巴结切除±主动脉旁淋巴结取样；肿瘤小于2 cm可考虑SLN显影。因前瞻性随机对照研究证据，慎重选择腹腔镜手术。有手术禁忌证或拒绝手术者，可考虑盆腔外照射+近距离放疗±含铂的同期化疗。

2.保留生育功能手术

子宫颈病灶直径小于2cm的鳞癌、普通腺癌为保留生育功能的主要适宜人群，子宫颈小细胞神经内分泌癌、胃型腺癌等特殊病理类型及伴有高危和中危因素的患者不推荐保留生育功能。

（1）ⅠA1期无LVSI：可行锥切或部分子宫颈切除术。标本最好整块切除，切缘至少有3mm的阴性距离。切缘阴性是指无浸润性病变或高度鳞状上皮内病变。如锥切切缘阴性，术后可随访观察。如切缘阳性，建议再次锥切或行子宫颈切除术。

（2）ⅠA1期伴LVSI阳性或ⅠA2期：首选广泛性子宫颈切除术+盆腔淋巴结切除术或SLN显影，要求肿瘤距子宫颈内口切缘8mm；次选子宫颈锥切+盆腔淋巴结切除或SLN显影，子宫颈锥切术需达到至少3mm阴性切缘，切缘阳性者则选择再次子宫颈锥切术或子宫颈切除术。

（3）ⅠB期：ⅠB1期推荐广泛性子宫颈切除术+盆腔淋巴结切除术±腹主动脉旁淋巴结切除术，肿瘤距离子宫颈内口切缘8mm。ⅠB2期推荐C型经腹广泛性子宫颈切除术+盆腔淋巴结切除术+腹主动脉旁淋巴结切除术，肿瘤距离子宫颈内口切缘8mm。

子宫颈肿瘤切除有经阴道和经腹两种途径：ⅠA期首选经阴道途径（子宫颈锥切术、子宫颈切除术或经阴道广泛性子宫颈切除术）；ⅠB1期首选与B型广泛性子宫切除术范围相当的经阴或开腹广泛性子宫颈切除术，经阴路径术后妊娠结局优于经腹广泛性子宫颈切除术；ⅠB2期不接受新辅助化疗而直接手术者，推荐开腹或腹腔镜下C型广泛性子宫颈切除术。淋巴结切除术的途径取决于子宫颈肿瘤切除途径，选择经阴道途径切除子宫颈肿瘤者，腹腔镜淋巴结切除术更微创，盆腹腔器官干扰少，对术后妊娠率的影响更小。

3.保留神经的宫颈癌根治术

保留盆腔自主神经的宫颈癌根治术（nerve-sparing radical hysterectomy，NSRH）与传统术式相比，在复发率及总生存无明显差异；保留盆腔自主神经可能会降低术后膀胱功能障碍发生率，但均来自较低证据级别。有研究表明，恶性肿瘤转移途径除血运、淋巴转移外，还可出现嗜神经侵袭（perineural invasion，PNI），亦称为亲神经现象或神经浸润，即肿瘤细胞沿神经束快速转移，被认为是恶性肿瘤第5种转移方式。国内研究提示，早期宫颈癌存在PNI现象，PNI虽不是影响无瘤生存时间（disease-free survival，DFS）和总生存时间（overall survival，OS）的独立因素，但PNI阳性患者的DFS和OS均短于PNI阴性患者，与肿瘤直径、间质浸润深度、宫旁浸润、LVSI及淋巴结转移明显相关。因此，基于手术操作的可重复性和肿瘤治疗的安全性，本指南建议必须严格把控NSRH适应证，呼吁进行全国性RCT研究。

（二）子宫内膜癌

1.腹腔镜应用适应证

病灶局限于子宫，即临床Ⅰ/Ⅱ期。

2009年GOG开展了一项随机对照临床试验（LAP 2），纳入了2616例临床Ⅰ~ⅡA期子宫内膜癌患者，比较腹腔镜手术和开腹手术的近期安全性和有效性，结果显示开腹手术组与腹腔镜组晚期子宫内膜癌的比例差异无统计学意义。因术野暴露差、转移癌、出血以及其他原因（设备故障等），约26%的腹腔镜手术患者需要中转开腹手术，但腹腔镜手术较开腹手术可降低术后中重度并发症的发生率，缩短住院时间，两组患者住院时间超过2d的比例分别为59%和94%，腹腔镜组患者手术后近期生活质量明显改善。2012年GOG-LAP 2的随访数据表明，该两组人群疾病复发率存在微小差异，腹腔镜手术组3年复发率为11.4%，开腹手术组为10.2%，未达到预定非劣效标准，两组患者5年总生存（OS）率几乎一致，约为89.8%。LACE试验比较了随机接受开腹和腹腔镜手术的Ⅰ期子宫内膜癌患者的复发率和生存结局，中位随访4.5年，开腹手术组无病生存（DFS）率为81.3%，腹腔镜手术组为81.6%，两组间差异无统计学意义，复发率和OS率差异也无统计学意义。随后机器人手术技术逐渐成熟，并越来越多地用于早期子宫内膜癌的手术分期，尤其适用于肥胖子宫内膜癌患者。与传统腹腔镜方法相比，机器人手术可获得更低的中转开腹率，对于麻醉风险较高的患者也是安全可行的。

2.腹腔镜应用禁忌证

（1）病变超出子宫的临床Ⅲ/Ⅳ期子宫内膜癌。

（2）临床Ⅱ期累及主骶韧带或宫颈病灶直径超过2cm不适合腹腔镜治疗者。

（3）合并其他手术禁忌证如严重的心、肝、肺、肾功能异常和（或）其他严重内外科合并症，不能耐受手术、人工气腹及陡峭头低臀高体位者。

（4）子宫体积大于妊娠3个月、因阴道狭窄等原因不能经阴道完整取出子宫者。

3.前哨淋巴结活检在子宫内膜癌腔镜手术中的应用

目前认为对低危子宫内膜癌患者常规进行系统淋巴结切除术并无益处，采用前哨淋巴结示踪和活检（sentinel lymph node biopsy，SLNB）替代系统淋巴结切除术可显著降低手术并发症的发生率，可用SLNB替代系统淋巴结切除术这一观念已达成共识。已有前瞻性临床研究和回顾性研究证据显示在前哨淋巴结检测经验丰富的中心，若准确识别盆腔双侧前哨淋巴结及病理超分期，可作为系统性淋巴结切除的潜在替代方案。另外，有研究显示子宫内膜癌不同的TCGA分子分型淋巴结转移率不同，如POLE突变患者淋巴结转移率几乎为0，可不做淋巴结切除，而微卫星高度不稳定性和低拷贝型淋巴结转移率9.9%和4.3%，可考虑行前哨淋巴结活检，而高拷贝型淋巴结转移率高23.7%，推荐行系统淋巴结切除，但是由于术前诊刮病理子宫内膜癌分子分型目前国内外尚未普及，因此其对淋巴结前哨或系统切除分层处理指导意义尚未明确。

（三）卵巢癌

1.腔镜下卵巢癌诊断

研究表明，腔镜探查手术与剖腹探查手术诊断符合率可达95%以上，与其他方法结合，更可提高诊断准确性，这为卵巢癌早期诊断和可疑卵巢癌确诊提供了一种确切可行的检查方法。报道显示，对仅有肿瘤标志物升高而盆腹腔B超和CT均正常患者，通过腔镜探查可发现隐匿卵巢癌。对不明性质盆腔肿块，可尽早考虑行腔镜检查以明确诊断，及时规范治疗。

2.腔镜下卵巢癌术前评估

对临床已确诊卵巢癌，腔镜检查可直观病灶范围及盆、腹腔内粘连情况，从而确定手术分期、评估手术难度和完成满意肿瘤细胞减灭术可能性。目前，临床常用腔镜评估方法是Fagotti评分模型。

（1）晚期卵巢癌术前评估

自2006年Fagotti评分模型提出以来，Fagotti团队进行了一系列研究和验证。同年，Fagotti团队为明确最佳减瘤手术机会，将64例晚期卵巢癌依次接受腔镜检查和标准纵向剖腹手术，结果显示：若PIV≥8分，评分模型预测不满意的肿瘤细胞减灭术特异性为100%，阳性预测值为100%，阴性预测值为70%。提示本预测模型可用来预测晚期卵巢癌行肿瘤细胞减灭术的最佳时机。2013年，Fagotti团队又进行了一项前瞻性多中心研究，旨在探讨Fagotti评分模型在多机构中应用的准确性，结果表明附属机构的PIV与中心机构PIV差异无统计学意义。提示Fagotti评分具可实施性和可重复性。

（2）二次评估

2013年，Fagotti团队提出CUSH（catholic university of the sacred hear）算法，即在完成首次3~4个周期新辅助化疗后病情稳定或部分缓解的患者，接受腔镜二次评估，若PIV<4，则行中间性肿瘤细胞减灭术治疗；若PIV≥4，则接受标准化疗。研究显示，晚期卵巢癌纳入Fagotti评分模型，不仅对生存率未产生负面影响，还会使患者避免不必要剖腹手术。

腔镜的重要性在于通过腔镜探查可明确肿瘤部位、侵犯程度和分期，评估可否完成初始肿瘤细胞减灭术，评估手术可否通过腔镜完成，腔镜二次评估可判断已接受新辅助化疗而未达到完全缓解的患者能否行手术治疗。

3.腔镜用于早期卵巢癌分期手术

（1）早期卵巢癌全面分期手术

早期（Ⅰ期、Ⅱ期）卵巢癌传统术式为开腹，因腹腔镜独特优势，在早期卵巢癌手术中逐渐开展。2008年，Park等回顾性分析2001—2006年韩国国家癌症中心Ⅰ期上皮性卵巢癌接受早期全面分期手术的数据，与开腹术组比，腔镜组失血量更少，排便恢复更快，术后住院时间更短。2013年一项荟萃分析发现，早期卵巢癌患者腔镜手术的结局与开腹术相当。这项分析纳入的所有研究均为回顾性队列研究，缺乏随机数据。Gallotta等2021年开展一项多中心回顾性研究，纳入254例早期卵巢癌，结果显示腔镜术后5年无进展生存率和总生存率分别为84.0%和93.8%，5年复发率为15%，多因素分析显示G3是疾病预后差的独立危险因素，提示选择合适病人基础上，腔镜手术是早期卵巢癌理想的治疗方式。

基于上述文献，自2015年至今的NCCN指南均推荐，在早期卵巢癌中，如由经验丰富的妇瘤医师实施手术，可考虑在选定患者中使用腔镜以达手术目标。

2022CACA指南也指出，腔镜手术应由有经验的妇瘤医师实施，建议选择肿瘤体积小、可完整装入取物袋中取出的特定病例。

（2）保留生育功能的全面分期手术

保留生育功能手术（fertility sparing surgery，FSS）为部分年轻卵巢癌患者保留生育功能提供可能。有报道符合保留生育功能的部分早期卵巢癌患者接受了腔镜手术，但相关文献较少。2011年，胡军团队探究94例早期上皮性卵巢癌接受FSS后的妊娠结局，开腹组与腔镜组的总生存期与无病生存期均无明显差异，89%患者在化疗后恢复正常月经，12名患者未见复发且后代正常。2015年，Brown等报道3例腔镜下未成熟畸胎瘤FSS，1例发现网膜病灶而行术后化疗，随访结束时均未发现复发。

2022 CACA指南指出，对有明显早期疾病和/或低风险肿瘤（Ⅰ期上皮性卵巢癌、交界性上皮肿瘤、恶性生殖细胞肿瘤、Ⅰ期恶性性索间质肿瘤）且希望保留生育能力者，可采用保留子宫和对侧卵巢（unilateral salpingo-oophorectomy，USO）或保留子宫（bilateral salpingo-oophorectomy，BSO）加全面分期手术。腔镜下行

FSS务必谨慎，严格筛选符合病例。建议腔镜下行FSS病例在符合上述指南要求基础上甄选早期患者，或通过腔镜/影像评估后，由术者综合判定进行严格筛选，让年轻患者最大获益。

（3）早期卵巢癌再分期手术

因各种原因在首次手术时未能行全面分期手术，术后尚未进行抗肿瘤化疗的，应考虑再分期手术，以达到全面分期的目的。手术方式和内容与全面分期手术相同。此类部分患者为意外发现的早期卵巢癌，在初次手术确诊后，根据初次手术探查情况有可能行腔镜再分期手术。目前，腔镜下早期卵巢癌再分期手术仅有一些回顾性研究。Leblanc等对42例早期卵巢癌患者41例成功实施腔镜下再分期手术，其中8例临床分期升高而接受化疗；平均随诊54个月，34例ⅠA期有3例复发和死亡。近期，一项回顾性研究共纳入81例卵巢颗粒细胞瘤，腔镜手术组56例，开腹组25例，两组在再分期手术后患者分期准确率无显著差异。提示，腔镜技术可用于早期卵巢癌再分期手术。

2022 CACA指南指出，对早期低危（ⅠA期G1或ⅠB期G1）、早期高危（ⅠA期G2/G3、ⅠB期G2/G3、ⅠC

期、Ⅱ期或透明细胞癌），若首次手术时已完整切除肿瘤，且无明显肿瘤残留，可考虑经腔镜行再次全面分期手术。

总之，腔镜可完成早期卵巢癌全面分期手术和再分期手术，但需要：①遵循无瘤原则，在不影响分期情况下完整取出肿瘤，避免术中或取出时肿瘤破裂，造成盆腹腔播散；②规范地全面探查，避免遗漏隐匿病灶；③规范地大网膜切除，减少肿瘤复发播散途径；④规范地完成腹主动脉旁淋巴结切除术，至少达到肠系膜下动脉水平，最好达肾血管水平；⑤依据实际情况，审慎选择合适的病例，不能一味追求微创反而提高手术风险。

4.用于晚期卵巢癌肿瘤细胞减灭术

肿瘤细胞减灭术要求尽可能切除原发肿瘤及肉眼可见转移病灶，必要时切除受瘤侵犯器官。根据手术时机不同，分为初始性（primary debulking surgery，PDS）、中间性（interval debulking surgery，IDS）和再次肿瘤细胞减灭术（secondary cytoreductive surgery，SCS）。目前，腔镜技术在晚期卵巢癌肿瘤细胞减灭术的应用备受争议。多数晚期卵巢癌肿瘤已发生广泛转移，与肠管等重要脏器致密粘连，特别是"大网膜饼"、回盲部、肝结肠韧带、脾结肠韧带等部位常有大块转移病灶且粘连致密，使手术范围增大，导致腔镜手术难度进一步提升。尤其是当肿瘤较大时，腔镜手术常致肿瘤破裂而提高分期。尽管如此，学界探究腔镜在晚期卵巢癌肿瘤细胞减灭术中作用的步伐未停止。

（1）初始肿瘤细胞减灭术（PDS）

关于腔镜下卵巢癌PDS的研究非常有限，仅为小样本回顾性研究。2010年，Nezhat等回顾性研究纳入32名接受腔镜手术的晚期卵巢癌患者，中位复发间隔时间腔镜手术组为31.7个月，而开腹组为21.5个月。此研究提示腔镜组较开腹组在复发间隔时间上有潜在延后优势。由于患者接受何种手术方式取决于术者的判断，可能会存在选择偏倚，使手术难度较低患者选择接受腔镜术式。2011年，Fanning等对25例有网膜转移或腹水晚期卵巢癌患者行腔镜肿瘤细胞减灭术，其中23例（92%）成功完成了肿瘤细胞减灭术；所有患者术后残留病灶小于2cm，其中36%达到了R0，术后平均生存期为3.5年。表明腔镜肿瘤细胞减灭术对特定患者可行，且术后并发症较少。晚期卵巢癌初次手术残灶大小是决定患者预后最重要因素，无论肿瘤负荷如何，R0切除显得至关重要。但由于晚期卵巢癌的肿瘤细胞广泛播散转移、病灶巨大固定以及邻近组织严重浸润，实施腔镜PDS难做到R0。由于腔镜下PDS的低R0率和缺乏高等级临床研究，限制了腔镜在晚期卵巢癌PDS中的应用。因此，2022CACA指南及最新版CGCS卵巢恶性肿瘤诊断与治疗指南均推荐腹部正中垂直切口的开腹手术。

（2）中间性肿瘤细胞减灭术（IDS）

EORTC和CHORUS两项研究结果显示，新辅助化疗（neoadjuvant chemotherapy，NACT）联合IDS不劣于PDS，且可显著提高R0成功率。NACT可缩小瘤体、减瘤荷，缓解肿瘤与周围器官粘连，上述特点为实施腔镜手术提供可能。2021年美国妇瘤学会（SGO）年会的一项多中心回顾性队列研究比较了NACT后患者行腔镜或开腹IDS的围术期和肿瘤结局。结果发现，腔镜IDS组围术期结局（术中输血率、住院时间、术后30天并发症发生率）等均显著优于开腹IDS组。且腔镜IDS组的R0率（66% vs. 46%）和R0/R1率（93% vs. 84%）均高于开腹IDS组，两组患者PFS、OS差异无统计学意义。另一项Ⅱ期多中心非随机对照研究CILOVE显示，对化疗反应良好的患者，实施腔镜IDS是安全可行的。由于上述观察性研究存在选择偏倚，腔镜IDS组接受复杂手术明显较少，需谨慎看待研究结果。总之，在严格筛选合适患者后，腔镜是晚期卵巢癌患者实施IDS的一种可行且潜在有效治疗选择。

(3) 再次肿瘤细胞减灭术 (SCS)

目前，仅有两项Ⅲ期随机对照临床研究证明SCS在复发卵巢癌中的价值。德国DESKTOP Ⅲ/ENGOTov20临床研究显示，对无铂治疗间隔超过6个月、AGO评分好（PS和ECOG 0分、腹水小于或等于500 ml、初次手术完全切除）的复发性卵巢癌，SCS可明显延长PFS和OS。中国SOC-1研究也证实SCS可显著提高选择性铂敏感复发卵巢癌患者的无进展生存时间。两项研究均提示SCS达到R0切除有生存获益。关于复发卵巢癌中腔镜治疗与开腹治疗生存获益的研究较少，可能因为这类复发患者受手术影响的比例显著小于其对化疗的敏感性等因素。但近期有研究显示腔镜治疗可行性与安全性。Uccella等在2020年发表系统综述纳入12项回顾性研究的372患者，其中260例患者接受腔镜等微创手术，腔镜组R0率高于开腹组（95.5% vs. 87.5%），两组间无进展生存率和总生存率比较均无显著差异。2022 NCCN指南又指出：初次化疗完成后大于或等于6个月复发、孤立病灶（或区域病灶）复发、无腹水可切净达R0者可选择SCS。因此，对经过术者评估可达R0切除的复发卵巢癌患者，腔镜手术可能是一种治疗的选择。

综上，腔镜手术在晚期（Ⅲ期、Ⅳ期）卵巢癌中主要应用于疾病诊断和病情评估；开腹术为晚期卵巢癌PDS的金标准，腔镜PDS仅限于在合适机构由经验丰富妇瘤医生选择合适的病例实施。要保持谨慎与乐观态度看待既往关于腔镜肿瘤细胞减灭术的研究结果，期待更多高质量临床研究来证明其可行性。

四、腔镜手术操作流程

（一）宫颈癌腔镜手术操作规范流程

1. 术前评估

（1）详细询问一般情况、病史、家族史、手术史及合并症。

（2）常规完善血尿常规、生化、凝血功能、传染病、心肺功能等。

（3）妇科检查：妇科检查是宫颈癌临床分期最重要手段，临床分期需要2名副高及以上职称妇瘤医生决定，如意见不一致，一般以较低分期为准。初治患者手术前后分期可以改变，复发转移时不再分期。影像学可参与分期，但病理仍是分期金标准。

（4）病理诊断：阴道镜或直视下的宫颈组织学活检病理检查是最终确诊的金标准，对于ⅠA期的宫颈早期浸润癌的确诊，必须通过宫颈锥切术的术后病理学依据。非本医疗机构出具的病理报告，必须由经治医院进行病理学会诊。

（5）影像学检查：①盆腔超声用于宫颈病变的初筛，由于分辨率的限制，目前对于宫颈局部病变以及全身转移情况的评估主要还是依靠MR和CT检查。②盆腔增强MRI是宫颈癌最佳影像学检查方法，有助于病变的检出和大小、位置的判断，明确病变侵犯范围，提供治疗前分期的重要依据，可显示病变侵犯宫颈的深度，判断病变局限于宫颈、侵犯宫旁或是否侵犯盆壁，能够显示阴道内病变的范围；能够提示膀胱、直肠壁的侵犯，但需结合镜检；同时检出盆腔、腹膜后区及腹股沟区的淋巴结转移。③全腹增强CT主要用于评价淋巴结转移情况，以及大范围扫描盆腹腔其他器官是否存在转移。对于有核磁禁忌证的患者可选择CT检查。④胸部X线摄影及胸部CT检查，胸片只能除外明显肺转移，无法评估纵隔淋巴结，所以有条件的医院都应该行胸部CT检查。⑤PET-CT推荐FIGO分期为ⅠB1期及以上的初诊患者治疗全身情况评估，以及因其他原因行单纯子宫切除术意外发现宫颈癌需评估转移性疾病者。

（6）肿瘤标志物检查：血清鳞状细胞癌抗原（serum squamous cell carcinoma antigen，SCC）是宫颈鳞癌的重要标志物。宫颈腺癌可有癌胚抗原（carcino-embryonic antigen，CEA）、糖类抗原（carbohydrate antigen，CA）125或CA19-9的升高。

2.术前准备

（1）肠道准备：术前1~3天进无渣流食，术前下午口服泻药。对于早期子宫颈癌，考虑不涉及肠道手术时，可采用术后快速康复（enhanced recovery after surgery，ERAS）理念进行术前准备。

（2）阴道准备：术前进行阴道准备，消毒溶液推0.125%碘伏溶液或碘伏凝胶；碘过敏者可据术者经验选用适当消毒剂，动作轻柔，防止用力后宫颈出血。

（3）皮肤准备：术前全身淋浴，洗涤剂选含氯己定洗剂、抗菌皂、普通香皂或洗剂。手术日备皮，用剪刀剪掉毛发，避免用剃毛刀，特别注意脐孔清洁。也有学者建议不用术前备皮。

（4）一般护理：术前常规检查如体温、脉搏、呼吸和血压。术前禁饮禁食8小时，训练床上排便和咳痰方法，术前保证充分休息。

（5）合并症处理：术前积极纠正合并症，必要时请相关科室会诊协助治疗。

（6）心理护理：患者一般都存在对手术恐惧、手术对身体影响的焦虑等，应向其进行健康宣教和指导，介绍手术的过程、效果及其他患者成功的案例，帮助患者树立战胜疾病的信心，以最佳的心理状态面对手术。

（7）手术谈话：除交代手术的必要性、过程、效果及风险外，充分告知患者及家属LACC研究结果，了解风险并知情选择。

3.手术体位

患者大腿屈曲分开外展，小腿腘窝支撑于搁腿架上。患者臀部移出手术床缘外8~10 cm。必要时放置双侧肩托，以免臀高头低位后病人下滑。建立好人工气腹后采用臀高头低位，倾斜15°~30°。

4.穿刺孔选择

进镜孔选择一般同普通腔镜手术，位于脐上1cm处取1cm大小切口，在左下腹麦氏点相应位置和腹直肌外侧缘略低于脐水平2~3cm处取0.5cm和1cm大小切口用于术者操作，辅助孔多在右下腹麦氏点取0.5cm大小切口用于助手操作。手术操作孔及辅助孔根据操作者习惯可自行调整，没有绝对固定位置。

5.手术范围

根据切除范围的不同，将宫颈癌根治性手术分成不同的类型。既往有两种分类体系，一种为传统的Piver分型，另一种为Q-M分型。2015年NCCN指南建议Q-M分型取代Piver分型。

（1）广泛性子宫切除术

广泛子宫切除即C类手术，需切除更多宫旁组织和阴道组织。技术要点是将子宫动脉从起始部切断，输尿管彻底游离，并在髂内水平切除侧方宫旁组织，腹侧宫旁的膀胱子宫颈韧带切除至膀胱，而背侧宫旁的骶韧带切除至直肠。不强调切除过长的阴道壁但要求阴道切缘距肿瘤至少2cm。根据是否保留盆腔自主神经，又分为C1型（即NSRH）及C2型（即经典的广泛性子宫切除术）。手术过程中，易损伤输尿管的部位有：输尿管隧道，髂内外血管分叉上方。术中要注意输尿管解剖及走行，尽可能避免损伤输尿管鞘膜，以免破坏输尿管血运进而影响功能。

(2) 盆腔淋巴结切除术

宫颈癌患者的淋巴结切除范围主要是髂总动脉水平及以下的各组盆腔淋巴结，包括髂总、髂外、髂内、闭孔和旋髂区淋巴结。首先沿髂外血管轴线打开后腹膜，即圆韧带和骨盆漏斗韧带间腹膜，暴露淋巴清扫外侧界，依次打开髂内血管前方腹膜，暴露淋巴清扫内侧界，沿输尿管腹膜打开，游离输尿管，避免输尿管营养血管的损伤。显露髂外、髂内血管及闭孔神经，依次自上而下切除脂肪淋巴组织。切除淋巴结时应紧贴血管，应用超声刀将血管周围的脂肪组织一并切除，注意避免损伤血管主干和伴行的神经，有分支时可用双极电凝后切断。盆腔淋巴结提倡整块切除，多用超声刀锐性切割，减少钝性撕扯，使淋巴管断端闭合，减少术后淋巴囊肿的形成。切除淋巴过程中全程做到无瘤原则，尽量避免血管损伤。

(3) 腹主动脉旁淋巴结切除术

常限于肠系膜下动脉水平。主动脉旁淋巴结受累与原发肿瘤大于2cm，髂总淋巴转移密切相关。因此，术前评估大于或等于ⅠB1期，影像学检查或术中可疑髂总淋巴结增大/转移时需同时切除腹主动脉旁淋巴结。首先后腹膜切开要充分，充分暴露腹主动脉区手术野，肥胖患者显露不清者可缝线牵拉悬吊后腹膜，帮助显露。术前需要熟悉腹主动脉区解剖，切除左侧腹主动脉旁淋巴结时应避免损伤卵巢动静脉、腰动静脉、腰交感神经干、肠系膜下动脉及左侧输尿管。切除右侧腹主动脉旁淋巴结时应避免损伤下腔静脉、卵巢动静脉及右侧输尿管。切忌强行牵拉和撕脱下腔静脉表面的淋巴脂肪组织以防止静脉损伤。为避免损伤输尿管，应游离显露双侧输尿管走行。

（4）前哨淋巴结示踪和活检（SLNB）

早期子宫颈癌淋巴结转移发生率约为10%~20%，以SLNB替代系统淋巴结切除，可避免过度治疗和相关手术并发症。子宫颈癌前哨淋巴结活检临床应用中国专家共识建议对ⅠA1期伴LVSI、ⅠA2、ⅠB1、ⅠB2及ⅡA1期（FIGO2018）患者可行SLNB，优先考虑局部病灶直径小于等于2cm者；早期子宫颈癌保留生育功能手术时可SLNB。前瞻性研究结果支持在早期宫颈癌患者中检测SLN的可行性，并建议在大部分早期病例中可安全地避免系统的盆腔淋巴结切除。

①操作：通常取子宫颈的2点或4点注射染料。2点法为子宫颈3、9点注射，4点法为3、6、9、12点或2、4、8、10点注射。目前多种示踪剂可应用于SLNB，如生物活性染料（纳米碳、亚甲蓝）和吲哚菁绿（indocyanine green，ICG）等。ICG是目前国际推荐的SLNB示踪方法。通过注射ICG用荧光摄像头显影；术中观察并识别SLN。在对宫颈癌的SLN定位时，注射示踪剂应避开瘤灶，若有宫颈锥切史，则于残存宫颈相应位点进行注射，进针过程中，要避免进针过深导致染料弥散至宫旁，在退针时压迫穿刺点，以防止造影剂由穿刺点漏出，导致SLN显影失败。

②前哨淋巴结显像标准手术流程：a.切除最先显影的淋巴结（这些淋巴结如HE染色无转移，病理专家需采用病理超分期技术）；b.切除任何可疑淋巴结（不论有无显影）；c.一侧没有显影淋巴结时，切除该侧淋巴结；d.肿瘤和宫旁组织整块切除。Meta分析结果显示，SLN检测率为89%~92%，灵敏度为89%~90%。Ⅲ期临床试验表明，采用ICG能识别出比蓝色染料更多的SLN（总体和双侧）。

③SLN病理超分期检查的临床意义：SLN需行病理超分期检查，即连续薄层切片行HE及免疫组织化学染色，鉴别微转移（直径0.2~2.0 mm）和孤立细胞团转移（isolated tumor cells，ITC；直径小于0.2 mm）。病理学超分期可检测出传统组织病理学方法容易忽略的微转移灶，但其临床意义尚未明确。有研究对来自8个中心645例接受SLNB的早期宫颈癌患者进行多变量模型分析发现，微转移是宫颈癌预后的独立影响因素，但并未发现孤立肿瘤细胞转移与预后相关，呼吁出台中国子宫颈癌病理超分期的标准和规范。

（5）卵巢保留

Ⅰ-ⅡA期宫颈鳞癌卵巢转移率低于1%，对要求保留卵巢功能的未绝经患者术中可以保留外观正常的卵巢。宫颈腺癌符合下列条件可保留卵巢，患者临床体征：年龄小于或等于45岁、希望保留卵巢功能，无家族性卵巢癌倾向；肿瘤临床特征：FIGO分期小于或等于ⅠB2期、无其他中高危因素，同时术中探查无肿瘤转移证据，卵巢外观正常。术中可将所保留的卵巢进行移位（如腹腔内或腹膜后结肠旁沟高位处），以避免术后盆腔放疗对卵巢功能的损伤。

（6）关闭腹腔

检查术野无活动性出血点，用2000ml蒸馏水充分冲洗盆腹腔，留置盆腔引流管，解除气腹，缝合腹壁各穿刺孔。

6.术中注意事项

在实施宫颈癌腹腔镜手术过程中，应将无瘤原则贯穿始终，需做到以下细节。

（1）不推荐使用举宫器或举宫杯，改用缝线悬吊或其他方法牵拉子宫。因举宫时需要不断调整子宫方向，举宫器或举宫杯不断与肿瘤接触摩擦，挤压肿瘤，可能会造成肿瘤的破碎，增加肿瘤细胞的播散机会。

（2）切除淋巴结时需遵循无瘤原则。遵循"从上到下，由外及里，由浅入深，整块切除"的淋巴结切除方式，尤其是有转移的、肿大淋巴结切除的问题。切除的淋巴脂肪组织应及时装袋并注意锁紧开口，避免污染盆腹腔造成种植转移。装袋的淋巴脂肪组织需要从阴道取出。严禁将未装袋的淋巴脂肪组织从腹壁穿刺孔直接取出，以免引起肿瘤细胞腹壁穿刺孔的种植转移。另外，切除淋巴结后要及时用蒸馏水冲洗术野。

（3）腔镜手术离断阴道的方式。宫颈癌腔镜手术绝大多数是在腔镜下完全或不完全离断阴道，致使癌灶全部或部分暴露在盆腹腔内，肿瘤细胞可能随之脱落，加之 CO_2 气腹的作用，可能引起盆腹腔种植转移。因此，严禁气腹状态下切开阴道。条件允许，建议经阴道离断并经阴道缝合残端，或者先在腔镜直视下做阴道环扎或荷包缝合密封包裹宫颈病灶，之后在无气腹下离断阴道。缝合前后需充分冲洗盆腹腔及阴道残端。

7.宫颈癌腔镜手术主要并发症

（1）输尿管损伤

宫颈癌腔镜手术常见于分离宫颈段输尿管时。输尿管切断时，可见管腔断端间断喷液体，或术野较多渗液。术中预防输尿管损伤，首先要熟悉输尿管解剖。视野不清时，不可盲目止血而损伤输尿管。在术中大段游离输尿管时，尤其要注意保护输尿管的鞘膜，防止损伤鞘膜引起输尿管缺血坏死而形成瘘。此外，要小心能量器械热辐射导致的输尿管热损伤。

（2）膀胱损伤

术中膀胱损伤的体征包括：尿液外渗、膀胱裂口、可见膀胱导管、腔镜检查时尿袋内的血和气体。直视下检查是评估膀胱完整性最可靠的方法，术后早期发生的膀胱损伤常常是术中热损伤导致,术中难以发现。减少膀胱损伤风险:①术中放置尿管,保持膀胱空虚。广泛性子宫切除术需要切除部分阴道壁,腔镜下缝合阴道断端相对困难,要游离出足够阴道壁,在直视下缝合。②分离膀胱宫颈间隙时,保持局部张力,使膀胱界限清晰。若膀胱和宫颈粘连、间隙消失,可从两侧疏松结缔组织处向内逐渐剪开反折腹膜,寻找膀胱底的界限,不能强行钝性分离,否则易撕破膀胱。③术者须熟悉宫颈病变与膀胱的关系,首先要全面探查,了解膀胱有无受累及范围,充分估计手术的难度,再次评估风险和手术必要性。④术中发现膀胱肌层有撕裂,膀胱壁变薄,要及时缝合加固,术后保持尿管通畅,减小膀胱壁张力促进愈合。

(3)尿潴留

膀胱受盆腔自主神经支配行使其储尿及排尿功能。广泛性子宫切除术切除范围较大,常造成盆腔自主神经损伤,术后尿潴留是常见的并发症之一。因而部分学者认为,保留盆腔自主神经宫颈癌根治术后对膀胱功能影响较小,有利于患者术后膀胱功能快速恢复。然而需警惕宫颈嗜神经侵袭现象。术后出现尿潴留应及时干预,包括功能锻炼、中医治疗、药物治疗等。

（4）胃肠道损伤

既往盆腹部手术史、盆腹腔粘连、胃肠胀气等均为高危因素。机械性损伤主要发生在有腹部手术史的病例中；能量器械热损伤主要为电传导以及热传导引起的损伤，术中不易发现。为减少肠道损伤并发症，术前严格的肠道准备尤其重要，分离时以锐性分离为佳，尤其是靠近肠管部分，以防电热效应使肠管损伤坏死，发生迟发性穿孔。术后密切观察患者情况，及时发现可能的迟发性肠瘘，予以治疗。

（5）血管损伤

术中出血多由操作不当和手术复杂所致。由于气腹针及第1个trocar穿刺为盲穿，掌握不当易致后腹膜血管损伤外，严重的粘连是导致腹膜后血管损伤的主要原因。此外视野不清，操作不够细致也可导致后腹膜血管破裂出血。后腹膜静脉丛出血可予以纱布局部压迫止血。出血点明确的血管开口出血可予以缝扎或电凝止血。术中仔细操作，切勿暴力及细致分离粘连是防止后腹膜血管丛出血的主要方法。

（6）闭孔神经损伤

闭孔神经损伤是最常见的术中神经损伤，临床主要表现为股内收肌群功能障碍及股内侧感觉缺失，腹股沟内侧部分区域疼痛及同侧内收肌无力。多与盆腔淋巴结切除操作不当有关。闭孔肿大淋巴结切除术增加手术难度，也与术者操作技术不娴熟有关。

（7）穿刺孔肿瘤转移

穿刺孔肿瘤转移可能与肿瘤的病理类型、手术操作或者标本取出过程中套管污染、气腹压力造成肿瘤细胞播散，以及CO_2本身对肿瘤细胞生长的影响等因素有关。预防措施包括正确放置穿刺器，避免反复穿刺。子宫内膜癌手术开始时先凝闭双侧输卵管峡部防治肿瘤细胞扩散，淋巴结装袋取出，取出穿刺器前先将腹腔内气体排出，防止"烟囱"效应导致穿刺孔处肿瘤种植。

（8）盆腔淋巴囊肿和淋巴漏

两者均是淋巴结切除术后的并发症，前者更为常见。盆腔淋巴囊肿防治方法有多种，本指南推荐术中彻底凝闭淋巴管和开放后腹膜。淋巴漏形成主要原因是术中淋巴管的损伤。术者需充分熟悉后腹膜解剖，充分凝闭大的淋巴管，必要时使用钛夹或Hem-o-lok夹闭合。

疑似淋巴漏或确诊患者首先推荐保守治疗，结合应用生长抑素，加强营养支持治疗、预防感染等措施。保守治疗失败者，考虑应用非保守手段治疗。

（二）子宫内膜癌腔镜手术操作规范流程

1.术前评估

详细询问一般情况、病史，重视家族史问诊，合并症评估，规范术前查体。

完善血尿常规、电解质、肝功能、肾功能、血糖、凝血功能、心电图及胸片检查等。对某些特殊患者，应针对性检查超声心动图、肺功能、双下肢动静脉超声检查等。

影像学检查完善妇科超声检查，初步了解子宫体大小、宫腔有无占位性病变、子宫内膜厚度、肌层浸润情况、附件有无占位性病变等；盆腹腔增强MRI或增强CT可用于评估子宫肿瘤累及范围、盆腹腔淋巴结有无转移及其他器官累及情况。首选增强MRI，其对评估子宫内膜癌灶子宫肌层浸润深度和范围、子宫颈间质受累情况具有较高的特异性；全身PET/CT检查适用于有可疑远处转移的患者，判断病变范围是否局限于子宫，有无宫颈侵犯，有无子宫外转移，并进行初步的临床分期。

宫颈细胞学检查、子宫内膜活检等，必要时完善病理会诊，通过子宫内膜活体组织病理学检查可以明确诊断。建议对所有确诊的子宫内膜癌进行林奇（Lynch）综合征筛查。

了解子宫大小，有无阴道畸形或狭窄。尤其对绝经后子宫内膜癌需评估经阴道取出子宫可能性。对患者进行心理评估和支持。

2.术前准备、手术体位、穿刺孔选择

同宫颈癌。

3.主要手术步骤

进腹后首先凝闭（或结扎）双侧输卵管峡部，全面探查盆腹腔，留取盆腹腔冲洗液送细胞学检查。

（1）前哨淋巴结示踪和活检

适应证：Ⅰ/Ⅱ期中低危子宫内膜癌，排除任何高危因素或仅存以下1个高危因素：深肌层浸润、G2或G3、ⅠA期非内膜样癌无肌层浸润。

操作：国内主要用吲哚菁绿（indocyanine green，ICG）、纳米炭混悬液（carbon nanoparticles，CNP）作为示踪剂。首选经子宫颈注射吲哚菁绿。于宫颈3、9点（单一示踪剂）或宫颈2、4、8、10点（联合示踪剂）注射。先浅注射点（深度0.1~0.3cm）、后深注射点（深度1~2cm），浓度1.25mg/ml，分别缓慢推注示踪剂。采用ICG者通过荧光摄像头显影，术中观察并识别前哨淋巴结。

注意事项：术中行前哨淋巴结的荧光显影，切除最先显影的淋巴结。如果一侧盆腔未检出前哨淋巴结，则该侧需行系统性淋巴结切除术。推荐对前哨淋巴结进行病理超分期检查。Ⅰ期、低级别、无肌层浸润的子宫内膜癌不需切除淋巴结，不推荐前哨淋巴结活检。

（2）筋膜外全子宫＋双侧附件切除

①筋膜外全子宫切除术手术范围包括子宫体、子宫颈、子宫颈筋膜，部分推开膀胱和直肠，少量环形切除阴道，无须暴露和外推输尿管，紧贴子宫切断主骶韧带。

②处理双侧附件：打开盆腔侧腹膜，游离骨盆漏斗韧带，显露同侧输尿管，充分凝闭（或结扎）骨盆漏斗韧带后切断。顺势打开同侧阔韧带前后叶至宫旁。若保留卵巢切除输卵管，需凝闭卵巢固有韧带并切断，沿输卵管系膜切除输卵管。

③处理双侧圆韧带：在距离宫角约2cm处凝切圆韧带。

④打开膀胱子宫腹膜反折,下推膀胱。

⑤处理子宫血管:将阔韧带后叶分离处继续下推,暴露子宫动静脉,在子宫峡部水平凝闭子宫血管。

⑥处理主骶韧带:暴露主骶韧带,在起始部位切断主骶韧带。

⑦环形切开阴道,切除阴道穹隆约1cm,保持完整子宫颈筋膜,完整取出子宫。

⑧连续或"8"字缝合阴道残端。

(3)系统性淋巴结切除

①适应证。国内研究显示,ICG和纳米碳联合示踪可达95%的总检出率,仍有部分患者不能成功示踪。未成功显影前哨淋巴结者或Ⅰ期高中危/高危和Ⅱ期患者,推荐行系统性淋巴结切除。Ⅰ/Ⅱ期患者术中发现盆腔淋巴结受累,无需行系统性盆腔淋巴结切除,只切除肿大的淋巴结以达到减瘤和明确病理有无转移的目的,但仍需进行达到肾血管水平的系统性主动脉旁淋巴结切除。

②盆腔淋巴结切除术。沿盆侧壁向上、向外打开侧腹膜,暴露髂外动静脉,沿髂外动静脉的表面自上而下切除淋巴脂肪组织。上界达髂总动脉上2~3cm,下界达旋髂深静脉,内侧界达髂内动脉外侧缘,外界达腰大肌

内侧缘,底界达闭孔神经表面。

③腹主动脉旁淋巴结切除术。利用头低臀高体位将小肠和大网膜向患者头侧推开并保持,暴露腹主动脉主干。肥胖患者显露不清时,可采用缝线牵拉悬吊后腹膜帮助暴露术野。以肠系膜下动脉为标记,纵行打开腹主动脉表面的腹膜,向上至十二指肠横缘下水平。沿腹主动脉主干向两侧打开,暴露下腔静脉、左肾静脉下缘。为避免损伤输尿管,应游离显露双侧输尿管走行。依次切除该范围内的淋巴脂肪组织,上界达肾静脉下缘,下界达骶前区域,两侧达左右髂总血管。注意保护腹主动脉表面的神经束。

淋巴结切除,强调手术操作的标准化,可提高手术治疗效果,缩短学习曲线,注意各组淋巴结的整块切除,避免强行牵拉和撕脱。切除过程中注意解剖关系,进入正确的血管鞘间隙。辨认输尿管、血管尤其盆底静脉丛和重要神经(闭孔神经、腰骶干乃至坐骨神经),避免周围组织损伤。闭合较粗淋巴管,避免过度损伤脂肪组织和周围的淋巴管。切除淋巴结时需遵循无瘤原则,装袋取出。

(4)关闭腹腔。检查术野无活动性出血点,蒸馏水充分冲洗腹盆腔，留置盆腔引流管，解除气腹，全层缝合包括腹膜的各穿刺器孔腹壁。

4.手术方式和手术范围（Ⅰ/Ⅱ期子宫内膜癌）

（1）手术方式

首选腹腔镜手术，包括高危组织类型子宫内膜癌。对于子宫颈转移的肿瘤（不包括淋巴结转移）是腹腔镜手术的相对禁忌证。这种情况需要术前充分的评估。

（2）手术范围

① 按照手术分期原则进行全面分期手术。基本术式为筋膜外全子宫切除术+双侧附件切除术±盆腔淋巴结切除术和腹主动脉旁淋巴结切除术。术中留取腹水或腹腔冲洗液送细胞学检查。

②筋膜外全子宫切除术手术范围包括：子宫体、子宫颈、子宫颈筋膜，部分推开膀胱和直肠，少量环形切除阴道，无须暴露和外推输尿管，紧贴子宫切断主骶韧带。

③可选择前哨淋巴结活检结合病理学超分期替代系统性淋巴结切除。

④对诊刮病理学检查结果为子宫内膜浆液性癌、透明细胞癌、癌肉瘤和未分化癌的患者，应切除大网膜。

⑤对先前接受了不完全分期手术的中高危或高危患者,应考虑进行再分期手术。

⑥对于符合保留卵巢内分泌功能适应证的患者[组织学G1级子宫内膜样腺癌,不存在组织学的其他高危因素,肿瘤病灶直径小于等于2cm;年龄小于等于40岁(个别情况可酌情放宽到45岁)],有保留卵巢的迫切需求;无遗传性高风险癌瘤家族史;术中探查卵巢外观无异常,排除卵巢转移;腹腔冲洗液细胞学阴性,可保留卵巢,建议在子宫切除的同时,切除双侧输卵管。

(三)卵巢癌腔镜手术操作的规范流程

1.术前评估

(1)病史记录:包括症状、时间、既往治疗及治疗反应等情况。如做过手术,应复印手术记录及术后病理报告,必要时携带病理切片会诊。

(2)肿瘤家族史:详细询问三代血亲之内有无卵巢癌、乳腺癌、胃肠道来源等恶性肿瘤家族史。如发现有恶性肿瘤家族聚集现象,应绘出家系图等。

(3)疾病相关的影像学评估:全面了解肿瘤大小、可能累及的范围和毗邻器官的关系等,为与其他系统肿瘤鉴别、制定准确治疗及手术方案提供依据。

(4) 常用影像检查方法如下：

①超声：盆腔超声、泌尿系超声、肝胆胰脾超声等腹部超声。

②CT：最常用检查方法，对于评价肿瘤的范围及腹膜转移有重要价值，为首选检查方法。临床常用：全腹CT平扫/增强扫描（3.0T）。

③MRI：软组织分辨率高，对脂肪、出血等成分观察具优势，有助确定盆腔肿块起源。临床常用：全腹MR平扫/增强扫描（3.0T）+DWI扫描。

④PET-CT/PET-MRI：有条件患者选择该检查，特别是复发患者。

⑤超声穿刺活检：影像评估后考虑需先行NACT的患者，在术前需明确诊断时往往需要超声引导下穿刺。不推荐早期患者进行。

⑥胸、腹水穿刺：大量腹水可术前置管，行腹腔穿刺引流，降低腹压、缓解腹胀症状，并利于影像检查，放腹水同时病理送检，查找瘤细胞等。大量胸水亦可于术前行胸腔穿刺引流，并送病理检查，查找瘤细胞。

⑦根据脏器受累情况可选择的检查：胃肠镜、膀胱镜等检查。

（5）评估标准：主要通过影像学评估，初步确定分期，判断是否适合腔镜手术、是否能行满意肿瘤细胞减灭术及手术预后情况。包括Suidan评分、PCI评分、Nelson评分、Bristow评分等。

①Suidan评分：临床较常用，通过术前全腹CT和血清CA125水平、年龄及ASA评分整合预测晚期卵巢癌、输卵管癌和腹膜癌行肿瘤细胞减灭术结局能力。评分标准：评分<3分，行PDS；评分≥3分，NACT+IDS。

②PCI评分：为肿瘤的负荷提供有价值的信息，可用于卵巢癌的肿瘤扩散程度的评估。

（6）健康状态评估：主要通过评估患者术前营养状态、一般身体状态，预测患者对手术耐受能力以及围术期恢复能力。常用方法：美国东部肿瘤协作组（ECOG）评分、美国麻醉师协会（ASA）评分、预后营养指数（PNI）、营养风险筛查2002（NRS2002）、心肺功能评估等。

（7）MDT讨论及诊疗：因卵巢肿瘤侵袭性强、手术难度高、患者合并症复杂等特性，应采用多学科团队全面评估做出决策。

2.术前准备

(1)辅助检查:再次全面评估患者一般状态、病情、合并症情况等。同时,手术前需完善患者临床观察表。

①实验室检查:血常规、血凝系列、肝肾功能、离子、术前感染系列、妇瘤标记物系列(血CA125、HE4、CA19-9、CEA、AFP、HCG、NSE、SCC等),对于年轻、保留生育功能患者,完善AMH等检查。

②其他术前检查:心电图、胸片/肺CT、双下肢血管超声,对于年龄大于60岁患者,需完善肺功能、超声心动图等检查。

③肿瘤相关并发症检查及评估:如血栓栓塞性疾病、输尿管扩张和肾盂积水等。其中,特别注意静脉血栓栓塞(VTE)风险评估,目前推荐采用Caprini评分,推荐VTE中风险且大出血风险不高者应用药物预防,药物预防首选低分子肝素(LMWH)或肝素等,术前24小时停用LMWH。

④必要时胃肠镜检查:排除胃肠道原发肿瘤,如盆腔肿物为实性或双侧,或存在明显胃肠道症状,或胃肠道相关肿瘤指标异常升高时,胃肠道检查(胃镜、肠

镜）尤为必要；并明确胃肠道受累情况。

（2）麻醉评估：详细了解脏器功能和合并症情况，评估麻醉风险，提前制定麻醉策略。

（3）胃、肠道、皮肤准备：同宫颈癌腔镜手术，由于卵巢癌病变可能涉及肠道，需强调做好充分肠道准备，同时可减轻术中和术后腹胀。

（4）其他准备：包括术前备血、术前宣教、心理疏导等。

3.麻醉、体位和穿刺孔的选择

（1）麻醉情况：目前推荐术中管理围绕ERAS核心理念，采用多项研究推荐的麻醉方式（全身麻醉+局部或区域麻醉的联合麻醉方式），减少术中全麻药用量，减轻手术创伤应激反应，有利于维持呼吸循环稳定以及促进肠功能。术中注意液体管理，术中输液加温、术中镇痛等措施，建议术中监测白蛋白、血红蛋白、离子等变化，具体由麻醉医师决定。

（2）体位：同宫颈癌腔镜手术。

（3）消毒范围：上至乳头平面、下至大腿上1/3，两侧至腋中线。手术区皮肤消毒范围至少包括切口周围15cm范围。会阴及阴道常规消毒。顺序：手术中心部位向四周涂抹，会阴肛门部位由外周向会阴肛门区消毒。方法：手术皮肤多选择安尔碘，会阴及阴道选择碘伏。

（4）穿刺孔的选择：同宫颈癌腔镜手术。依据术者的操作习惯在手术操作至中上腹时可依据情况增加0.5 cm或1 cm的穿刺孔。

4.手术步骤

（1）腔镜探查术：主要是用于晚期卵巢癌肿瘤细胞减灭术评估。目前最常使用Fagotti评分来进行评估。当PIV<8分时，可行PDS；当PIV≥8分时，则需NACT+IDS。

建议进行全腹探查时，详细探查子宫的大小、色泽以及浆膜是否光滑完整，表面有无肿瘤病灶，双侧卵巢、输卵管是否正常，卵巢肿瘤的大小、位置、质地、包膜是否完整、周围是否粘连、盆腔有无粘连、后陷凹是否封闭、盆腹膜是否光滑或有无肿瘤病灶、子宫骶骨韧带有无增粗和缩短、盆段直肠是否正常等。然后依次检查阑尾、升结肠及其系膜、肝、横膈、脾胃、大网膜、横结肠、降结肠、小肠及其系膜、乙状结肠以及壁腹膜等，特别注意转移和种植病灶的位置、大小、浸润深度、粘连情况等，并在该部位取活检。另外，可适用于治疗后腹腔二次探查术。

（2）全面分期手术：全面分期手术适用于Ⅰ-Ⅱ期患者，手术切除的范围包括双侧附件切除、全子宫切除、阑尾切除（黏液性肿瘤）、大网膜切除、盆腔淋巴结切除、腹主动脉淋巴结切除或活检、腹膜多点活检等。若为ⅠA期高分化上皮性卵巢癌保留生育功能者，则保留子宫和正常一侧的附件，若对侧卵巢外观正常，则不必做活检。另外，若因各种原因在首次手术时未能行全面分期手术，肿瘤已完整切除且无明显残留，可考虑经腔镜行再次分期手术。手术方式和内容与全面分期手术相同。

（3）肿瘤细胞减灭术：晚期患者标准术式是最大限度肿瘤细胞减灭术，即达R0切除，目前临床上首选开腹手术。部分病例经严格评估后认为腔镜手术可以达到满意肿瘤细胞减灭术的可考虑行腔镜手术。若术中判断无法行满意肿瘤细胞减灭术，应及时中转开腹。

PDS应包括：全子宫双附件切除，所有受累大网膜的切除，双侧盆腔和主动脉旁肿大或可疑淋巴结切除，根据需要切除受累肠管、阑尾、部分膀胱或输尿管、脾脏或（和）远端胰体尾、部分膈肌、胆囊、部分肝脏、部分胃等，尽可能剥除受累腹膜或对粟粒样转移灶行消融。最大限度的 PDS 应在患者可耐受手术或无严重内科合并症前提下进行。

（4）预防性输卵管卵巢切除术（RRSO）：携带有 BRCA 基因突变的健康女性可选择在完成生育后，发现肿瘤前切除输卵管和卵巢，以避免罹患输卵管/卵巢癌。RRSO 指征应参照卵巢癌风险评估指南，如无禁忌，建议采用腔镜手术。

5.手术记录和术后病理报告

（1）手术记录书写：卵巢癌的手术记录是判断肿瘤严重程度、确定手术病理分期，制定后续治疗的重要依据，建议采用统一模板的格式化手术记录以避免遗漏关键内容，也便于临床资料的统计分析和满足科研需求。卵巢癌的手术记录应包括：

①探查所见肿瘤及累及范围的描述：包括肿瘤的大小、侧别、与毗邻脏器是否粘连，中上腹腔及各脏器受累情况。

②肿瘤包膜完整或破裂描述：术中破裂、自发破裂或外生乳头。

③手术切除范围的准确记录。

④生殖器以外器官的切除范围及手术方式。

⑤淋巴结切除的范围和高度,尤其是腹主动脉旁淋巴结切除的水平。

⑥残留肿瘤的部位及大小。

⑦手术切净程度的记录:R0指无肉眼残留,R1指最大残留病灶<1cm。

⑧手术困难程度和并发症记录:包括出血量,血管神经损伤及脏器损伤及修补的记录。

⑨术中引流管、金属夹等留置物的记录。

(2)病理报告:手术标本要专人记录、收集、固定和送检,应按照WHO女性生殖系统肿瘤分类报告肿瘤的组织学类型、分化程度、累及范围。腹水、胸腔积液、腹腔冲洗液应明确报告,有无癌细胞。必要时免疫组化做鉴别诊断。除黏液性癌外,上皮性卵巢癌推荐常规进行基因检测。

6.术后监测

(1)一般状态评估:术后严密监测生命体征,包括监测患者血压、心率、氧饱、体温、血糖等,记24小时出入量,观察盆腹腔引流情况等。其中,仔细观察腹腔引流管是否通畅,引流液的颜色、量、有无异味,如无异常，可于术后24~48小时拔除引流管。若无膀胱损伤，常规留置尿管24小时可拔除，若有膀胱损伤，根据病情适时拔除。

（2）抗感染治疗：术后抗感染治疗24~48小时，也可视患者病情酌情延长。

（3）静脉支持治疗：特别注意术后补液、维持电解质平衡以及营养支持治疗，必要时辅以止吐等治疗。根据患者病情、尿量，监测血常规、肝肾功能、离子、心功能等指标，酌情补液、补钾、纠正低蛋白血症，酌情静脉营养支持治疗。

（4）术后进食：一般需禁食至少6小时，后逐渐给予流质饮食、半流质饮食，最后过渡到正常饮食。

（5）术后镇痛：根据ERAS术后疼痛管理，采取预防性、多模式、按时全程的疼痛管理理念。可给药口服及静脉注射药物镇痛等联合治疗方案。

（6）术后血栓预防：推荐对于VTE高危因素的妇科恶性肿瘤患者除术前常规行深静脉血栓（DVT）筛查以外，术后2~7天再次进行筛查，并联合D-二聚体监测结果进行判断，警惕肺栓塞发生。并对妇科手术后患者应用梯度弹力袜（GCS）联合LMWH预防下肢静脉血栓效果最佳，应用间歇充气加压仪（IPC）出血风险最低，认为IPC联合LMWH可达到最佳平衡。

（7）术后气腹、穿刺孔等并发症处理：

①CO_2建立气腹及气体吸收后引起的肩背部及膈下疼痛：手术结束时尽量排空CO_2气体，延长吸氧加速CO_2吸收，按摩腹部促进CO_2吸收和排除；若程度较重给予低流量吸氧，并可进行肩部、背部按摩，并适当给予氟比洛芬酯等非甾体类抗炎止痛药。

②皮下气肿、气胸、纵隔气肿等：轻度皮下气肿可不予处理，嘱患者多翻身、尽早下地活动，促进自行吸收；严重者需予以过度换气，呼吸机加压给氧气等；若出现气肿、纵隔气肿时应给予胸腔闭式引流，保持生命体征平稳。

③穿刺孔出血：可采取压迫止血，若无效可再次给予缝合止血，必要时手术探查。

④穿刺孔疝：建议术中有效关闭套管孔筋膜层，对于腹部或脐部大于或等于10 mm穿刺孔必须仔细缝合深筋膜；若出现戳孔疝导致的肠梗阻，应积极手术治疗，解除梗阻。

⑤穿刺孔感染：术后24~48小时进行伤口首次清洁

换药，之后每48小时常规清洁换药。

（8）其他护理：环境护理、心理干预、健康支持宣教等。

7.手术注意事项及重要器官保护

（1）腔镜技术在卵巢癌中的应用应谨遵：手术应由有经验的医生施行，可考虑用于经选择的早期疾病、评估初治和复发患者能否达到满意减瘤术、经选择的IDS，减瘤术不理想者须中转开腹。

（2）手术目的不同，注意事项、原则不同。以诊断和评估为目的腔镜探查应做到镜下活检取材充分，明确卵巢癌的诊断和组织学类型；探查全面仔细，判断和预测晚期卵巢癌满意肿瘤细胞减灭术的可行性，筛选出适宜患者行开腹或腔镜下卵巢癌肿瘤细胞减灭术。以全面分期为目的的腔镜手术，主要应用于早期卵巢癌患者或者意外发现的卵巢癌患者再分期手术。手术范围、要求应严格按照开腹全面分期手术，不得因腔镜操作难度大，而随意降低手术标准，比如腹主动脉旁淋巴结切除水平、肝/脾区大网膜切除等。腔镜卵巢癌肿瘤细胞减灭术，原则同开腹卵巢癌手术一样，要求最大限度地切除肿瘤，争取达到R0。应由有腔镜手术经验的MDT成员充分讨论，仔细评估，选择合适患者进行手术，尽可能提高腔镜卵巢肿瘤细胞减灭术的R0率，对于腔镜下达到R0困难，而开腹能够达到R0患者，应果断中转开腹。

（3）具体操作注意事项及技巧：

①大网膜切除：头低脚高位，显露横结肠和大网膜困难者，可改变患者体位，取头高脚低位，术者站于患者两腿之间操作。大网膜挛缩，特别是"大网膜饼"时，网膜组织增厚质硬，与横结肠、胃血管弓安全距离有限，切除时容易出血且易损伤周围组织，Hem-o-lok夹可一定程度降低手术难度。处理脾曲部位网膜时应避免暴力牵拉，防止撕裂脾包膜。

②盆腔淋巴结切除：同宫颈癌。

③腹主动脉旁淋巴结切除：至少达肠系膜下动脉血管水平，最好达肾静脉血管水平。

④盆腔病灶切除：对于盆腔腹膜广泛转移者，应充分利用腹膜外间隙，行盆腔腹膜及肿瘤"卷地毯"式切除。术中应仔细检查有无肠道、膀胱破裂。发现破裂应及时修补。

⑤上腹区病灶、脏器切除：该部分对于腔镜操作要求极高，建议由具有腔镜经验专科医生完成，必要时中

转开腹。

⑥全程遵循无瘤原则：手术中强调操作轻柔，避免挤压肿瘤，手术时强调包膜完整性。充分利用间隙，避免钝性撕扯，使用超声刀等能量器械，先凝闭再切割血管和淋巴管，减少出血和肿瘤脉管转移机会，尽可能对所有转移瘤进行整块切除。所有术中切除组织必须放置标本袋中，及时隔离。肿瘤污染器械应小心取出，及时清洗。手术结束前，用大量蒸馏水充分冲洗盆腹腔及腹壁穿刺孔。

五、腔镜技术在妇瘤手术中应用局限性

腔镜技术在宫颈癌、内膜癌、卵巢癌妇科三大恶性肿瘤手术治疗中得以广泛应用，在改善生活质量等方面发挥积极作用，但也要清醒地认识到腔镜仅是一种技术手段，在妇瘤治疗中仍然存在一定局限性。

（一）应用腔镜手术系统治疗弊端

（1）对腔镜设备和器械高度依赖是妇瘤腔镜手术制约因素。

（2）二维手术视野限制了术者的深度感觉。3D腔镜则需要特殊设备。同时由于可能存在视野盲区，卵巢癌术中需彻底探查如腹膜后淋巴结、膈顶、肝后方、小网

膜囊病灶、肠系膜根部等区域,这些区域在腔镜下难以充分暴露,影响手术评估准确性。若晚期卵巢癌广泛转移,大网膜饼固定,腹腔、盆腔封闭,盆腹腔脏器无法暴露,则可能无法进行准确腔镜评估及满意减瘤术。

(3)缺乏触觉反馈,对广泛转移深部组织病变,只见"冰山一角",难以确切判断基底病变情况。

(4)手术学习曲线较长。

(5)对肥胖患者,在摆体位、建立气腹、暴露术野等都存在不同程度困难。

(6)在行高位腹主动脉旁淋巴结切除等某些狭窄区域手术时操作困难。

(7)卵巢癌手术无定式,涉及全腹范围、多脏器间隙,易出血,需要充分暴露、精准快速完成手术,若卵巢癌病变包块巨大且与周围粘连严重,对中上腹区病灶及深部间隙需充分排垫肠管,充分暴露病灶,腔镜下操作空间将进一步受限,影响手术精度及延长手术时间。

(8)对于子宫体积大于如孕12周、盆腹腔粘连较重、存在广泛转移患者,腔镜操作空间狭小,应慎重选择。

(9)穿刺孔转移(port site metastasis,PSM)是腹

腔镜手术后特有并发症。

(二) 腔镜手术是否比开腹更安全尚存争议

LACC研究结果显示微创组（腔镜和达芬奇机器人）复发率和疾病死亡风险是开腹组6倍。是什么原因导致腹腔镜手术的肿瘤学结局差于开腹手术？是腹腔镜技术本身的原因还是腹腔镜技术过程中存在的问题？我们必须清醒地认识到问题的症结所在：好的问题，比完美的答案更有价值。我国的证据表明，ⅠA期和ⅠB1期、肿瘤直径小于2cm的宫颈癌，可能是腹腔镜手术的适应证，虽然这些证据并非来自RCT研究，但尚无超越这一结论的中国证据。需要特别强调的是，中国肿瘤整合诊治指南的"ASCPS"核心理念，就是以患者的生存获益为核心。因此，子宫颈癌腹腔镜技术下的无瘤理念，应该像无菌观念一样贯穿于手术过程中。

鉴于上述腔镜在晚期卵巢癌的局限性，腔镜用于晚期卵巢癌肿瘤细胞减灭术一直备受争议。目前，开腹术为晚期卵巢癌肿瘤细胞减灭术的金标准，腔镜肿瘤细胞减灭术仅限于在合适机构由经验丰富妇瘤医生选择合适的病例实施。

高危病理类型子宫内膜癌患者比例低、恶性程度高，腹腔镜手术似乎也是安全的，但基于高危病理类型肿瘤有较强侵袭性，术中无瘤原则至关重要，还需更多前瞻性研究来证实。有研究发现，对于Ⅱ期子宫内膜癌患者，腹腔镜手术复发率明显高于开腹手术（37.5% vs.5.3%），无病生存期短于开腹手术。有观点认为，临床Ⅱ期子宫内膜癌累及主骶韧带，或子宫颈病灶直径超过2cm者，可能不适合腹腔镜治疗。

（三）腔镜手术举宫器及气腹使用可能影响预后

腔镜宫颈癌及子宫内膜癌手术时，举宫时需不断调整子宫方向，举宫器或举宫杯不断与肿瘤接触摩擦，挤压肿瘤，部分会造成肿瘤破碎，导致破碎肿瘤在切开阴道时溢漏至无瘤区域，增加肿瘤细胞播散机会。也有研究表明阴道离断时CO_2气腹压力改变，可能引起腹盆腔创面种植。举宫器和气腹是否会增加妇科肿瘤微创手术复发率尚未完全确定，尚需更加合理研究证明。

第九章

泌尿肿瘤腔镜术

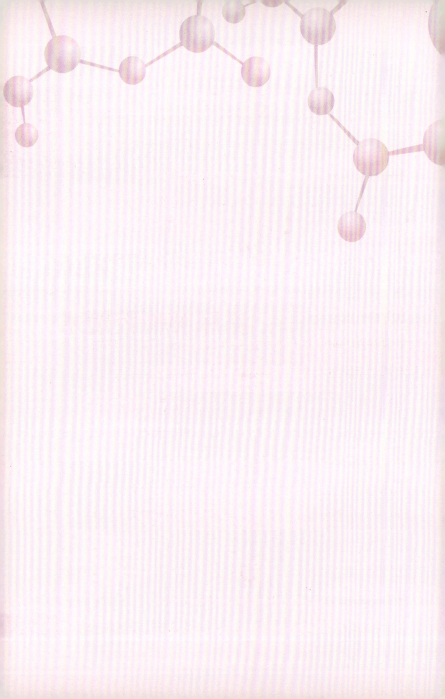

一、历史沿革

以腔镜技术为代表的微创外科迅速发展，是近年外科学领域重大变革之一。该技术遵循传统外科手术原则，有手术损伤小、术野及解剖结构清晰、术后康复快、围术期并发症少、切口美观和平均住院日短等优势在临床各科迅速推广，外科手术逐渐进入微创时代，已成为治疗主流。腔镜在泌尿外科领域，尤其在我国应用近30年，取得了飞速发展，开展手术的范围已涉及泌尿及男性生殖外科各方面，如根治性肾切除术、肾上腺切除术、肾盂输尿管成形术、肾囊肿去顶术、前列腺癌根治术、膀胱全切加尿流改道术、腹膜后淋巴结清除术、精索静脉结扎术等。随新技术和新设备不断发展，腔镜代表了泌尿外科甚至是外科手术的发展方向，且在未来将更加显现广阔应用前景。

泌尿外科腔镜手术开展要回溯到1991年Clayman等首次报道施行腔镜肾切除术，成为泌尿外科腔镜手术发展的重要标志。1992年Gaur等首次报道应用球囊扩张法建立后腹腔手术空间，同年Morgan等首次报道腔镜下肾囊肿去顶术，Higashihara等报道腹腔肾上腺摘除术，他们从根本上改变了泌尿外科对腔镜的认识，从此腔镜手术在泌尿外科领域得到迅速推广。在中国，90年代初，北大医院、北京协和医院等较早开展腔镜泌尿外科手术，那彦群等1992年首次开展腔镜治疗肾囊肿成功。回溯腔镜手术在肾癌治疗领域，除了上述所说的肾根治术，Winfield和Gill分别于1993年和1994年最初开展经腹腔入路和经腹膜后入路腔镜肾单位保留术，极大扩展了应用范围。2008年，殷长军等率先在国际上提出并开展"腔镜下肾段动脉阻断肾部分切除术"，成为减少肾部分切除术中热缺血损伤的一项技术突破。美国Gill等2011年也提出类似技术观点，应用"零缺血"技术即为阻断肾肿瘤相关肾动脉分支行腔镜下肾部分切除术，取得良好结果。随着技术进步和器械完善，1996年McDougall首次报道完全腔镜下根治性肾切除加肾静脉瘤栓取出术。在2000年，Savage等报道有计划实施完全腔镜下根治性肾切除加肾静脉瘤栓取出术。2006年，Romero首次报道完全腔镜下根治性肾切除加Ⅱ级瘤栓取出术。2009年，邢念增等在国内首次报道完全腔镜下根治性肾切除加肾静脉瘤栓取出术，2012年他们在国内首次报道完全腔镜下根治性肾切除加Ⅱ级瘤栓取出术，并在2014年在国际首次报道完全后腹腔镜下根治性肾切除加Ⅱ级瘤栓取出术。

回溯腔镜手术在前列腺癌治疗，1992年Schuessler等首次报道腔镜前列腺癌根治性切除术，虽然最初临床应用效果不理想，但随着手术器械完善，并经Guillonneau等标准化手术过程后，手术时间缩短、并发症减少，手术效果与开放手术相比无明显差异，目前已成为局限性前列腺癌的首选方法之一。在我国，高新等于2002年报道首例此类手术。

回溯腔镜术在膀胱癌治疗中的应用，根治性膀胱切除及尿流改道术是治疗浸润性膀胱癌的标准治疗方式，传统多采用开放式。1992年Parra等首次报道腔镜单纯性膀胱切除术，1993年和1995年Sanchez等之后用西班牙语与英语首次报道肌层浸润性膀胱癌行腔镜根治性膀胱切除术，右侧腹壁小切口行回肠通道术。由于手术难度极大，仅有极少数医疗机构开展。1995年Puppo等首次报道5例腔镜联合经阴道入路行根治性膀胱切除术，通过腹壁小切口建立回肠通道。Gill等于2000年首次报道2例完全腔镜根治性膀胱切除加回肠通道术，又于2002年报道首例完全腔镜根治性膀胱切除加原位回肠膀胱术。在我国，李杰等2003年首次报道腹腔镜下全膀胱切除术+双侧输尿管皮肤造口术。黄健等2004年在国内首先报道腔镜膀胱根治性切除原位回肠新膀胱术,此后国内多家中心陆续开展,近几年研究显示这一手术方法的微创优势可获开放手术类似的效果。但由于手术操作耗时较长,对术者腔镜操作技术和经验要求较高,大多数医疗中心仍主要采用体外构建新膀胱后再进行腔镜下尿道吻合,其中最具挑战性的操作部分是尿流改道,尤其是行原位新膀胱术时。为改善此情况,邢念增等于2014年首先报道一种适合腔镜手术的双输入袢顺蠕动原位回肠新膀胱(邢式新膀胱)和一种新的输尿管与肠管吻合方法(邢式吻合),此法构建简单,效果好,可重复性强。

二、技术原理

泌尿系器官都为腹膜后或腹膜外器官,解剖位置相对较深,手术难度大。传统开放式手术创伤大、恢复慢,围术期风险较高。随着腔镜技术进展,泌尿系肿瘤已实现微创手术治疗,缩小切口面积,减少创伤,更便于患者接受,受到医患欢迎。泌尿系肿瘤腔镜术,即通过人工建立经腹壁的管状通道到达体腔内泌尿系脏器,引入内镜摄像系统和器械操作系统。腹腔充气后,术者借助这两个系统对患者各种疾病进行手术处理。腔镜术是外科医生视觉和手的延长,无需开腹,但可获得与开腹术同样效果。腔镜技术是泌尿外科领域继经尿道手术和经皮肾镜术后,对传统开放手术最广泛、成熟和有效的革命。

手术入路包括经腹入路和经腹膜外入路。早期泌尿外科腔镜术多数经腹腔进行。1992年印度Gaur等提出建立腹膜后人工腔隙技术,并于1993年报道首例经腹膜后腔途径腔镜肾切除术,使泌尿外科用腔镜技术处理泌尿系肿瘤更加便利,且避免手术对腹腔内其他脏器干扰。经腹腔入路,优点是气腹空间大、易定位,但缺点是肠管干扰大、腹腔并发症多等;腹腔外入路优点是不干扰腹腔,术后疼痛轻,胃肠功能恢复快,缺点是腹膜后空间较小,需要术者有足够的经验和技术。近几年还发展出单孔腔镜术(laparo-endoscopic single-site surgery,LESS),仅通过一个皮肤切口完成手术操作。LESS在手术步骤和手术结果方面与常规腔镜手术相同。区别在于操作通道差异,采用头部可弯的腔镜器械可进一步避免器械碰撞并提供良好手术视野,需一定的腔镜术经验。

三、肾癌腔镜术

肾癌腔镜术主要包括腔镜下肾部分切除术及腔镜下根治性肾切除术，特殊病例可能需额外施行手术包括腔镜下静脉瘤栓取出术及腹膜后淋巴结清扫术等。

（一）适应证

1.肾部分切除术

①绝对适应证指解剖性或功能性孤立肾患者（患者为孤立肾，或虽有双肾，但一个已失去功能）；②相对适应证指对肾虽有功能，但因具潜在疾病，可能会导致肾功能受损（如患有严重糖尿病、高血压或对侧肾有结石、良性肿瘤等）；③选择性适应证指对侧肾健康情况下，患肾选择肾部分切除术。如果直径不超过4cm，临床分期为T1a的肾癌，如技术上可行，应首选肾部分切除术。对直径大于4cm，临床分期为T1b、T2期肿瘤，经严格选择，也可行肾部分切除术。

2.根治性肾切除术

对能耐受手术且不能选择肾部分切除术患者，应行根治性肾切除术。

（二）禁忌证

主要包括：①伴严重心、脑、肺、肝等疾病，不能耐受手术及麻醉者；②肿瘤侵犯邻近器官无法切除及远处转移者；③合并出血性疾病者等。

(三) 操作流程

1. 手术入路

常分经腹膜后入路和经腹腔入路，也有经自然腔道（阴道）手术报道。

2. 患者体位及术者站位

（1）经腹膜后入路手术：患侧向上呈90°侧卧位，腰下垫软垫并抬高腰桥。术者站于患者背侧，助手可站于患者背侧或腹侧，显示器位于患者头端偏腹侧。

（2）经腹腔入路手术：患侧向上呈70°~80°斜卧位，术者及助手均站于患者腹侧，显示器位于患者背侧。

3. 戳卡设置

常见的包括"三孔法""四孔法""单孔法"。

（1）经腹膜后入路：戳卡位置相对固定，可根据肿瘤位置及操作范围适度调整。镜头孔位于腋中线髂嵴上方约2cm处，操作孔分别位于腋后线肋弓下缘及腋前线肋弓下方。在"三孔法"基础上适当调整戳卡位置并增加一个5mm的辅助戳卡可以极大地降低手术难度。

（2）经腹腔入路：戳卡位置可根据肿瘤位置及操作

范围做较大调整。镜头孔位于患侧脐旁，操作孔常位于锁骨中线肋缘下，以及脐与髂嵴上方连线中点偏头侧位置，腋前线肋弓下增加一个5mm辅助戳卡可降低手术难度。右侧肾脏手术时常需要在剑突处增加一个5mm戳卡，用于挑起肝脏，显露肾上极。

（3）"单孔腹腔镜""经阴道操作"或"经阴道取肿瘤的NOSES手术"具有特殊戳卡设置。

4.建立气腹

（1）穿刺法：主要应用于经腹腔入路手术。使用Veress气腹穿刺针时，腹壁穿刺点常选择脐下正中线上1/3处或左、右侧髂前上棘连线的外1/3处垂直进针。使用戳卡直接做穿刺时可选择脐周或髂前上棘连线与脐连线中点处穿刺，切口皮肤及皮下组织后，术者与助手在切口两侧以巾钳夹住皮肤及皮下组织并向上牵拉提起腹壁，使用戳卡垂直穿刺进入腹腔，连接气腹管，维持气腹压在15mmHg，戳卡作为镜头孔或操作孔使用。

（2）切开法：主要应用于经腹膜后入路手术及部分经腹腔入路手术。在拟定置入戳卡的部位，如经腹膜后手术常选择腋后线12肋缘下或腋中线髂嵴上2cm处。沿皮纹切开1.5~2cm，切开皮肤及皮下腱膜层，钝性分开肌肉层，在腹膜后间隙使用扩张气囊可以更有效地建立腹膜外空间。

5.手术步骤及原则

（1）腔镜下肾部分切除术：游离肾蒂及肾脏，暴露肾动脉及肿瘤，阻断肾动脉，完整切除肾肿瘤，确切缝合破损的集合系统及肾脏创面，松开动脉阻断夹，根据情况留置或不留置引流管。取出标本，缝合切口及戳卡口。

（2）腔镜下根治性肾切除术：游离肾蒂，分别夹闭并剪断肾动脉及肾静脉，游离、夹闭并剪断患侧输尿管，于肾周脂肪囊外游离肾脏，根据情况保留或不保留同侧肾上腺。取出标本，留置引流管，缝合切口及戳卡口。

（3）同侧肾上腺的处理：一般不常规进行同侧肾上腺切除。如术前影像学检查显示或术中发现同侧肾上腺异常，应予切除。

（4）区域淋巴结处理：一般不常规行区域或广泛淋巴结清扫。术前影像学检查显示区域淋巴结肿大或术中触及肿大淋巴结，可行区域淋巴结清扫术或切除。

（5）静脉癌栓处理：对于合并静脉癌栓的患者，术前需要进行全面的准备和评估，根据癌栓分级制定详细的治疗方案，需要有经验的团队进行手术。尤其是合并下腔静脉癌栓的患者常需要多学科团队诊治。

(四) 局限性和副作用

1. 出血

表现为术后引流增多，颜色鲜红。肾部分切除术患者也可表现肉眼血尿。当出血量较大且出血速度较快时，可伴心率加快、血压下降及血色素降低。多数出血术后即可发现，常见于创面出血、肾上腺出血、腰静脉或生殖静脉出血，以及戳卡孔及切口腹壁出血。继发性出血可见于术后5~7天，极少数患者可于手术1月后发生。术前使用抗凝药物及抗血小板药物的患者应于术前适时停用相关药物，肾部分切除术中应确切缝合集合系统及肾脏创面，术野确切止血等均是有效预防出血手段。术后出血多数可通过保守治疗缓解，包括卧床休息、预防感染、充分引流、给止血药、适时输血治疗等，保守治疗无效或出血迅猛患者应及时手术探查止血，或行介入栓塞治疗。

2. 漏尿

肾部分切除术患者可因术中集合系统缝合不严或术后出现输尿管梗阻，于术后出现术野引流液持续增多，引流液呈淡黄色,实验室检查引流液肌酐明显增高,可与腹水及淋巴液鉴别。术中确切缝合集合系统是最重要预防手段。术后漏尿常采取保守治疗,包括预防感染、充分引流、增加营养,膀胱镜下留置输尿管支架管等。多于2~4周好转。对长期不愈尿瘘,尤其是伴尿路梗阻及感染者应考虑手术干预。

3.脏器损伤

(1) 胰腺损伤常见于左侧巨大肿瘤手术时,术中发现胰管损伤者应用血管缝线确切缝合胰管或使用直线切割闭合器闭合胰腺尾部。术后常表现为大量引流液,实验室检查引流液淀粉酶明显增高。一旦发生,应采取预防感染、充分引流、严格禁食、给予静脉高营养及增加营养,静脉泵入生长抑素等措施。

(2) 十二指肠损伤极其凶险,应尽量避免,一旦发生常需普外科协助处理,如确切缝合创面,留置鼻胃管行十二指肠减压,术野充分引流,全胃肠外营养支持,预防感染,静脉使用生长抑素和抑酸药等。

(3) 脾脏损伤一般较轻者使用双极电凝及可吸收止血材料多可有效控制。对脾损伤裂口较大者建议行脾切除术。

4.气胸

术中发现气胸由麻醉师协助鼓肺排出胸腔气体，确切缝合胸膜及膈肌。术后发现气胸者，应根据情况行胸腔穿刺抽气或胸腔闭式引流。

四、腔镜下根治性膀胱切除+尿流改道术

根治性膀胱切除术方式可分为开放手术、腔镜手术和机器人辅助腔镜手术三种，目前各大医疗中心主流术式为腔镜手术和机器人辅助腔镜手术。尿流改道方式主要分为原位回肠新膀胱术、回肠通道术和皮肤造口术。在国内较大医疗中心，原位新膀胱术和回肠通道术是应用最广泛的两种尿流改道方式。随着腔镜技术提高，体腔内技术改进及优化，体腔内尿流改道手术时间逐渐缩短，并发症已与开放尿流改道相当，术后恢复体腔内尿流改道要优于开放尿流改道方式，因此已逐渐成为主流的尿流改道方式。

（一）适应证

1.根治性膀胱切除术适应证

腔镜根治性膀胱切除术适应证包括：T2-T4aN0-xM0肌层浸润性膀胱癌；高危非肌层浸润性膀胱癌T1G3；BCG治疗无效的Tis；反复复发非肌层浸润性膀

胱癌；TURBT和膀胱灌注治疗无法控制的广泛乳头病变及膀胱非尿路上皮癌等。除严重合并症（心、肺、肝、脑、肾等疾病）不能耐受手术外，有以上指征者，推荐根治性膀胱切除术。

2.原位回肠新膀胱术适应证：

（1）病理确诊有肌层浸润的局限性尿路上皮癌、复发性T1G3尿路上皮细胞癌、原位癌以及膀胱非移行细胞癌等。

（2）尿道残端无肿瘤侵犯，推荐男性膀胱颈以下、女性膀胱三角区以下无肿瘤。

（3）无前尿道狭窄，尿道及盆底肌功能正常。

（4）年龄小于或等于75岁，体力状况分级（ZPS）0-2级，卡式（KPS）评分大于或等于60。

3.原位回肠新膀胱术相对禁忌证

（1）术前膀胱镜检查男性膀胱颈以下有肿瘤、女性膀胱三角区及以下有肿瘤。

（2）局部晚期膀胱恶性肿瘤。

（3）有膈肌裂孔疝、腹壁疝、腹壁肌松弛、盆底肌松弛等影响腹压的病变。

（4）前尿道狭窄。

（5）有明显肠道病变或粘连，既往有肠道切除手术史等等。

4.回肠通道术的适应证

（1）高度恶性膀胱癌、尿道癌或女性内生殖器的恶性肿瘤而需要行膀胱全切或全盆腔切除术的患者。

（2）邻近器官的晚期恶性肿瘤导致膀胱广泛受累而需要全膀胱切除者。

5.回肠通道术禁忌证

高剂量术前放疗、肠道病变、肠道手术史是主要的手术禁忌证。

6.输尿管皮肤造口的适应证

（1）不能耐受复杂手术或肠道不适合做尿流改道的患者。

（2）患者心肺功能较差，不能耐受其他尿流改道甚至不能耐受根治性膀胱切除的患者。

（3）盆腔器官晚期肿瘤侵犯或压迫下段输尿管。

7.输尿管皮肤造口的禁忌证

（1）输尿管本身有广泛的病变或狭窄。

（2）输尿管周围组织病变使输尿管不能分离或分离后血液供应丧失。

(3）患者不适合佩戴集尿袋。

(二）操作流程

1.腔镜或机器人辅助腔镜根治性膀胱切除术（男性）

（1）打开左侧乙状结肠粘连，在输尿管跨越髂血管处分离出左侧输尿管，尽量不贴近输尿管，以防损伤输尿管供应血管。分离脐动脉并用hem-o-lok夹夹闭并离断。以同法游离右侧输尿管，并离断右侧脐动脉。

（2）提起膀胱，横行打开弓状隆起，游离出输精管和两侧精囊。打开狄氏筋膜，游离前列腺背侧至尖部。

（3）游离膀胱两侧壁及前间隙，打开两侧盆内筋膜，缝扎阴茎背深静脉复合体。

（4）横行离断前列腺尖部，分离出尿道并离断。

（5）离断两侧输尿管，用hem-o-lok夹或EnDoGIA处理两侧膀胱蒂和前列腺蒂至前列腺尖部，至此膀胱前列腺精囊完整切除。

（6）清扫两侧盆腔淋巴结包括标准淋巴结清扫和扩大淋巴结清扫。标准清扫范围包括髂血管分叉处（近端），生殖股神经（外侧），旋髂静脉和Cloquet淋巴结（远端），髂内血管（后侧）。扩大淋巴结清扫在标准淋巴结清扫的基础上向上扩展至主动脉分叉，甚至到肠系膜下动脉水平，包括髂总血管、腹主动脉远端及下腔静脉周围淋巴脂肪组织。

2.原位回肠新膀胱术（邢氏新膀胱术）

（1）距回盲部20~25 cm，用标尺量60 cm回肠并截取。为能更加准确截取指定长度肠管，量取10 cm 10号丝线作为标尺。采用超声刀慢档处理肠系膜，能有效闭合肠系膜血管，防止肠系膜出血。截取肠管后，用庆大霉素盐水冲洗肠管，可有效清除肠内容物及细菌，降低术后感染并发症。

（2）用直线切割闭合器侧侧吻合恢复肠管连续性之后，取其中10 cm近心端肠襻，用超声刀截取后移至远心端，以顺蠕动的方式与远端回肠襻端端吻合，3-0倒刺线单层吻合，作为右侧输入襻。

（3）预留近心端10 cm回肠作为左侧输入襻，将其余40 cm肠管用超声刀去管化或用吸引器在肠管内支撑后用电钩切割也能较为迅速的去管化，去管化的位置多选择对肠系膜处。

（4）将去管化肠襻对折呈U形，用3-0倒刺线连续缝合储尿囊后壁。缝合储尿囊时，每20 cm肠管用3-0

可吸收线间断缝合4~5针，然后由助手提起两端缝线，使之有一定张力，再用3-0倒刺线连续单层缝合即可。每缝4~5针收紧缝线，既可缝合严密，又节省时间。用2-0可吸收线也可缝合，但不如倒刺线缝合严密，且长距离缝合易松，因此推荐3-0倒刺线缝合。

（5）将前壁反折叠缝合使储尿囊呈球形，并吻合右半部分。

（6）将储尿囊左半部分牵拉至尿道，将后壁与尿道或前列腺尖部包膜后壁吻合。

（7）将尿管和7F输尿管支架管经尿道拉至体内，并经储尿囊将输尿管支架管置入两侧对应输尿管内。

（8）将两侧输尿管末端楔形劈开2 cm与对应输入襻做端端吻合。吻合时采用4-0可吸收线两侧连续缝合。

（9）将储尿囊左前半部分与尿道吻合，并用3-0倒刺线连续缝合彻底关闭储尿囊。

3.回肠通道术（Bricker+邢氏吻合法）

（1）距回盲部20~25 cm，用标尺量15~20 cm回肠并截取。截取肠管后，用庆大霉素盐水冲洗肠管，可以有效清除肠内容物及细菌，降低术后感染并发症。

（2）用直线切割闭合器侧侧吻合，恢复回肠连续性。

（3）将两侧输尿管楔形切开1.5~2 cm，用一根长15 cm 4-0可吸收线连续缝合左侧输尿管后壁和回肠襻后壁右半侧。

（4）继续用这个线连续缝合右侧输尿管后壁和回肠襻后壁左半侧。

（5）用超滑导丝植入两侧输尿管单J管，用另一根长15 cm 4-0可吸收线连续缝合输尿管前壁和回肠襻前壁。

（6）将回肠通道远心端拉出体外作造口。

4.输尿管皮肤造口

输尿管皮肤造口种类较多，目前应用较多的是单侧输尿管皮肤造口。充分游离输尿管后，游离腹膜外间隙至腹壁，将两侧输尿管经右侧腹膜外间隙拉出体外作造口。输尿管固定于腹外斜肌腱膜，输尿管末端楔形劈开，外翻并与皮肤切口缝合。为了以后更换输尿管支架管方便，左右输尿管分别造口，均在右侧。

（三）主要并发症及处理措施

1.根治性膀胱切除术并发症及处理措施

（1）直肠损伤多在游离直肠前列腺间隙时，尤其是前列腺尖部。一旦损伤，应先清除切口边缘污染组织，局部甲硝唑清洗后，可分两层缝合破损处，保持术后引流通畅。如局部破损较大或术后发现肠瘘，应及时行结肠造口术。

（2）出血是根治性膀胱切除最常见的并发症，尤其是在处理前列腺尖部时，用倒刺线确切缝扎阴茎背深静脉复合体。必要时纱布压迫，待前列腺尖部彻底离断后，用倒刺线再次缝合阴茎背深静脉复合体，切忌不停用吸引器吸出血。

2.原位回肠新膀胱术并发症及处理措施

（1）尿路感染是最常见的并发症，可先行抗生素经验性治疗，根据尿液培养结果调整药物。需要叮嘱患者多饮水，每日至少2000 ml，同时每次尽量排空膀胱尿液，如不能排空可定时自家导尿，必要时暂时留置尿管。

（2）尿失禁也是原位新膀胱术后最常见并发症之一，随着新膀胱容量逐渐增大，肠腔容量增大，夜间尿失禁症状会缓解。日间尿失禁多在术后1~3个月恢复，夜间尿失禁恢复时间较长。

（3）输尿管肠道吻合口狭窄发生率3%~18%，排除反流导致的输尿管扩张，明确输尿管新膀胱吻合口狭窄后,需行输尿管再植术或长期留置输尿管支架管缓解症状。

(4)排尿困难是原位新膀胱术特有的并发症,与新膀胱的形态、长度、位置、新膀胱颈部形态、新膀胱失代偿、新膀胱黏膜脱垂阻塞尿道等原因有关。

(5)远期并发症包括电解质紊乱、代谢性疾病等,定期复查,及时纠正。

3.回肠通道术并发症及处理措施

(1)肠梗阻,不全性肠梗阻可暂观察,如绞窄性肠梗阻要及时行探查手术。

(2)回肠膀胱袢坏死,一旦明确诊断,应及时切除回肠膀胱改作输尿管皮肤造口。

(3)输尿管回肠通道吻合口瘘,不急于急诊手术探查,保证支架管引流通畅,位置良好,盆腔引流管引流通畅。一般经过1~2周漏尿会停止。

(4)腹壁造口狭窄,可用手指定期扩张腹壁造口,必要时切开腹壁,松解狭窄造口,或重新腹壁造口。

(5)肾盂肾炎多为造口狭窄、回肠通道过长、输尿管回肠吻合口狭窄或反流导致,针对不同的原因给予针对性处理。

(6)输尿管回肠通道吻合口狭窄可考虑行输尿管镜下吻合口扩张术,或长期留置输尿管支架管,必要时可行输尿管回肠通道再吻合术或输尿管皮肤造口术。

6.输尿管皮肤造口并发症及处理措施

(1)尿液性皮炎:严重时出现皮肤溃疡。予以清洁皮肤,可使用护肤粉等。

(2)吻合口感染:注意造瘘口清洁。

(3)吻合口狭窄:吻合时适当扩大皮肤造口。

(4)输尿管扩张、肾积水:定期更换输尿管支架管。

(5)输尿管末端缺血坏死:游离输尿管时保留输尿管血运。

五、腹腔镜根治性前列腺切除术

根治性前列腺切除术术式分为开放根治性前列腺切除术、腔镜根治性前列腺切除术和机器人辅助腔镜根治性前列腺切除术三种。目前各大医疗中心主流术式为腔镜根治性前列腺切除术或机器人辅助腹腔镜根治性前列腺切除术,少数大型医疗中心仍保留开放根治性前列腺切除术。由于机器人操作系统在狭小盆腔空间中具有精细切割和吻合的巨大优势,故应用越来越多,应是未来发展方向。

(一) 适应证

1.腔镜根治性前列腺切除术的适应证

(1) 低危及中危患者。

(2) 肿瘤负荷相对较低的局限性高危前列腺癌（可选择）。

(3) 局部进展期前列腺癌（有选择地实施，同时行扩大淋巴结清扫）。

同时，局限性中、低危患者预期寿命应大于10年；局限性高危、局部进展性患者预期寿命应大于5年。术前应仔细评估患者健康状况，对耐受能力较好患者行手术治疗。

2.腹腔镜根治性前列腺切除术的禁忌证

(1) 手术或麻醉风险非常高（严重心血管系统疾病、呼吸系统疾病、凝血障碍等）。

(2) 全身广泛骨转移或其他脏器转移。

(3) 预期寿命不长于5~10年。

3.盆腔淋巴结清扫的适应证

不建议对低危型前列腺癌患者施行盆腔淋巴结清扫，Briganti列线图预测淋巴结转移概率大于5%的中、高危型前列腺癌患者可选择施行盆腔淋巴结清扫，同时应结合术者经验、患者的健康状况等因素综合考虑。

(二) 操作流程

(1) 进入腹腔或建立腹膜外间隙。

(2) 清理腹膜外脂肪（腹膜外间隙入路）：对于显露耻骨前列腺韧带、前列腺基底部与膀胱的界限非常重要。

(3) 切开盆筋膜，显露背深静脉复合体。此步骤尽可能向前列腺尖部、盆腔底部分离，最后呈现类似"牛鼻子"的形状，便于缝扎背深静脉复合体。

(4) 右手持直把手腹腔镜针持，夹持2-0倒刺线，模拟缝合方向、调整角度，直到合适进针。

(5) 于背深静脉复合体与尿道之间从右至左进针。从前列腺尖部右侧进针时，左手钳协助向左牵拉前列腺，协助显露；从前列腺尖部左侧出针时，左手钳协助向右牵拉前列腺，协助显露。扶镜手需要微调镜头方向，协助观察。

(6) 缝合完背深静脉复合体后，牵拉导尿管判断是否缝住导尿管。若发现缝住，需要剪断缝线、重新缝合。

(7) 不剪断缝线，继续将缝针缝合在耻骨表面的腹膜上，并用Hem-o-lok固定（前悬吊）。

（8）牵拉导尿管，判断前列腺基底部与膀胱颈的界限，用超声刀分离前列腺与膀胱颈。遵循从外周向中线的原则，尽可能保留膀胱颈。

（9）显露导尿管后，即可向内拔出导尿管进行牵拉，继续切断膀胱颈后唇。

（10）切开膀胱颈后唇后很快即能显露前列腺后方疏松间隙及输精管、精囊等结构。

（11）切断输精管，游离精囊、超声刀切断精囊周围血管。

（12）显露狄氏筋膜，左手钳牵拉狄氏筋膜，右手持剪刀剪开狄氏筋膜。此处若向下分离即为筋膜间或筋膜外途径，若向前紧贴前列腺包膜即为筋膜内途径。

（13）注意保留部分狄氏筋膜备后续后重建之用。

（14）显露前列腺侧韧带，超声刀切断。若行保留神经的手术，紧贴前列腺包膜进行分离，用Hem-o-lok夹住侧韧带，剪刀切断侧韧带。

（15）用超声刀切断前列腺尖部。此处注意不要紧贴缝合背深静脉复合体的缝线以免切断。

（16）当接近前列腺尖部的尿道时，改用剪刀进行操作。注意此处用无能量的器械能较好地保护肛提肌不受破坏，前列腺尖部两侧5点、7点的神经血管束也得以保留。

（17）剩余前列腺周围组织可用逆向法切除。

（18）检查直肠前壁：台下助手戴石蜡油润滑的手套进行直肠指诊，从腹腔镜观察直肠有无损伤，有无狄氏筋膜备后重建之用。

（19）用3-0倒刺线线从右至左缝合狄氏筋膜、后正中嵴3针（后重建第一层）。直肠前方出现较平整的平面。注意不要缝合尿道后壁。若后正中嵴处不易进针，助手持卵圆钳顶住会阴，协助缝合。

（20）用3-0倒刺线线于距膀胱颈1 cm浆肌层处进针，缝合后正中嵴，从右至左共3针（后重建第二层）。膀胱颈比较靠近尿道，有助于后续膀胱尿道吻合。

（21）5/8弧3-0倒刺线线行膀胱尿道连续吻合8针。

（22）缝合完毕后可将缝针继续缝合背深静脉复合体，加强前悬吊的力量。

（23）膀胱内注水200 mL，检查吻合口有无渗漏。

（24）清扫盆腔淋巴结。

参考文献

1. 樊代明.中国肿瘤整合诊治指南（CACA）.天津：天津科学技术出版社，2022.

2. 樊代明.整合肿瘤学——临床卷.北京：科学出版社，2021.

3. 中国NOSES联盟.结直肠肿瘤经自然腔道取标本手术专家共识（2019版）.中华结直肠疾病电子杂志，2019，8（04）：336-342.

4. 王贵玉.经自然腔道取标本手术在右半结肠癌根治术中的应用优势与技术要点.肿瘤学杂志，2021，27（08）：605-609.

5. 王锡山.NOSES的发展历程与合理应用.中华普通外科学文献（电子版），2020，14（02）：153.

6. Wang XS.Natural Orifice Specimen Extraction Surgery.Berlin：Springer，2018.

7. 王锡山.结直肠肿瘤NOSES术关键问题的思考与探索.中华结直肠疾病电子杂志，2018，7（04）：315-319.

8. 关旭，王贵玉，周主青，等.79家医院718例结直肠肿瘤经自然腔道取标本手术回顾性研究.中华结直肠疾病电子杂志，2017，6（6）：469-477.

9. Marchetti GP, Pinelli V, Tassi GF, et al. 100 years of thoracoscopy: historical notes. Respiration, 2011, 82 (2): 187-192.

10. Rocco, G. One-port (uniportal) video-assisted thoracic surgical resections --a clear advance. J Thorac Cardiovasc Surg, 2012, 144 (3): S27-S31.

11. Salati, M. Minimally invasive thoracic surgery for pulmonary resections. Applied Technologies in Pulmonary Medicine. Basel, Karger, 2011: 89-95.

12. 李运,王俊,隋锡朝,等.全胸腔镜肺叶切除手术操作流程及技巧的优化:北京大学人民医院经验.中华胸心血管外科杂志,2010,26(5):300-306.

13. Liu YG, Yang J, Yang F, et al. Surgical treatment of primary palmar hyperhidrosis: a prospective randomized study comparing T3 and T4 sympathicotomy. Eur J Cardiothorac Surg, 2009, 35 (3): 398-402.

14. 王俊,刘彦国.胸腔镜外科—传统胸外科之"升级版".中国微创外科杂志,2010,2:97-98.

15. Shaw JP, Dembitzer FR, Swanson SJ, et al. Video-assisted thoracoscopic lobectomy: State of the art and fu-

ture directions. Ann Thorac Surg, 2008, 85: S705-S709.

16. Patterson GA, Pearson FG, Cooper JD, et al.Pearson's thoracic and esophageal surgery.Churchill Livingstone.3rd edition, 2008.

17. Shields TW, LoCicero J.General thoracic surgery.Lippincott Williams & Wilkins.7 th edition, 2009.

18. 李辉.胸外科学.北京：北京大学医学出版社，2010.

19. Song YM, Lian CH.Short history of video-assisted thoracoscopic surgery.Zhonghua Yi Shi Za Zhi, 2012, 42 (5): 276-282.

20. Kaneko K.Thoracoscopic surgery.Kyobu Geka, 2009, 62 (8): S718-S722.

21. He J.History and current status of mini-invasive thoracic surgery.J Thorac Dis, 2011, 3 (2): 115-121.

22. Marchetti GP, Pinelli V, Tassi GF.100 years of thoracoscopy: historical notes.Respiration, 2011, 82 (2): 187-192.

23. Sakuragi T, Ohteki H.The utility of BiClamp for intraoperative air leakage control in video-assisted thoracic sur-

gery for pulmonary lobectomy. Gen Thorac Cardiovasc Surg, 2012, 60 (11): 781-783.

24. Cao C, Manganas C, Ang SC, et al. Video-assisted thoracic surgery versus open thoracotomy for non-small cell lung cancer: A meta - analysis of propensity score-matched patients. Interact Cardiovasc Thorac Surg 2013; 16: 244-249.

25. Ilonen IK, Rasanen JV, Knuuttila A, et al. Anatomic thoracoscopic lung resection for non-small cell lung cancer in stage I is associated with less morbidity and shorter hospitalization than thoracotomy. Acta Oncol 2011; 50: 1126-1132.

26. Villamizar NR, Darrabie MD, Burfeind WR, et al. Thoracoscopic lobectomy is associated with lower morbidity compared with thoracotomy. J Thorac Cardiovasc Surg 2009; 138: 419-425.

27. Paul S, Altorki NK, Sheng S, et al. Thoracoscopic lobectomy is associated with lower morbidity than open lobectomy: a propensity-matched analysis from the STS database. J Thorac Cardiovasc Surg 2010; 139: 366-

378.

28. Saji H, Okada M, Tsuboi M, et al.West Japan Oncology Group and Japan Clinical Oncology Group.Segmentectomy versus lobectomy in small-sized peripheral non-small-cell lung cancer（JCOG0802/WJOG4607L）: a multicentre, open-label, phase 3, randomised, controlled, non-inferiority trial. Lancet. 2022, 399（10335）: 1607-1617.

29. 赫捷.食管癌规范化诊治指南.中国抗癌协会食管癌专业委员会.中国协和医科大学出版社; 2011.

30. Luketich JD, Pennathur A, Awais O, Levy RM, Keeley S, Shende M, Christie NA, Weksler B, Landreneau RJ, Abbas G, Schuchert MJ, Nason KS.Outcomes after minimally invasive esophagectomy: review of over 1000 patients.Ann Surg.2012; 256（1）: 95-103.

31. Li H, Hu B, You B, et al.Combined laparoscopic and thoracoscopic Ivor Lewis esophagectomy for esophageal cancer: initial experience from China.Chinese Medical Journal 2012; 125: 1376-1380.

32. National Comprehensive Cancer Network. Esophageal Cancer Clinical Practice Guidelines in Oncology（Version 5.2022）.Available at：www.nccn.org.

33. 王俊.胸腔镜外科学（第2版）.北京：人民卫生出版社，2017.

34. 国家卫生计生委人才交流服务中心.胸外科内镜诊疗技术.北京：人民卫生出版社，2016.

35. Minimally invasive esophagectomy：Direction of the art. Shawn Groth，Bryan Burt. J Thorac Cardiovasc Surg.2021，162（3）：701-704.

36. Lewis RJ，Caccavale RJ，Sisler GE，et al.Imaged thoracoscopic surgery：A new thoracic technique for resection of mediastinal cysts. Ann Thorac Surg，1992；53（2）：318-320.

37. Landreneau RJ，Dowling RD，Castillo WM，et al.Thoracoscopic resection of an anterior mediastinal tumor. Ann Thorac Surg，1992；54：142-144.

38. Coosemans W，Lerut TE，Van Raemdonck DE.Thoracoscopic surgery：the Belgian experience. Ann Thorac Surg，1993；56（3）：721-730.

39. Kido T, Hazama K, Inoue Y, et al.Resection of anterior mediastinal masses through an infrasternal approach. Ann Thorac Surg.1999; 67: 263-265.

40. Suda T, Sugimura H, Tochii D, et al.Single-port thymectomy through an infrasternal approach. Ann Thorac Surg, 2012; 93: 334-336.

41. Ashton RC Jr, McGinnis KM, Connery CP, et al.Totally endoscopic robotic thymectomy for myasthenia gravis. Ann Thorac Surg, 2003; 75(2): 569-571.

42. 王俊,陈鸿义,武军,等.胸腔镜胸腺切除术一例.中华医学杂志,1995,(10): 587.

43. Florian A, Thomas S, Michael S, et al.Video-assisted thoracoscopic surgery versus robotic-assisted thoracoscopic surgery themectomy.Ann Thorac Surg, 2008; 85(2): 768-771.

44. Katie E O'Sullivan, Usha S Kreaden, April E Hebert, et al.A systematic review of robotic versus open and video assisted thoracoscopic surgery (VATS) approaches for thymectomy. Ann Cardiothorac Surg.2019; 8(2): 174-193.

45. Zhang X, Gu Z, Fang W, et al. Minimally invasive surgery in thymic malignances: the new standard of care. J Thorac Dis, 2018, 10 (Suppl 14): S1666-S1670.

46. Agatsuma H, Yoshida K, Yoshino I, et al. Video-Assisted Thoracic Surgery Thymectomy Versus Sternotomy Thymectomy in Patients With Thymoma. Ann Thorac Surg, 2017, 104 (3): 1047-1053.

47. Liu H, Gu Z, Qiu B, et al. A Recurrence Predictive Model for Thymic Tumors and Its Implication for Postoperative Management: A Chinese Alliance for Research in Thymomas Database Study. J Thorac Oncol. 2020; 15 (3): 448-456.

48. 陈应泰, 王俊, 刘军, 等. 纵隔肿瘤的胸腔镜手术治疗. 中国微创外科杂志, 2002 (05): 283-285.

49. 陈晶. 微创电视胸腔镜下纵隔切除术对纵隔肿瘤患者术后VAS评分及并发症发生率的影响. 现代诊断与治疗, 2019, 30 (10): 1695-1696.

50. Kindler HL, Ismaila N, Armato SG 3 rd, et al. Treatment of Malignant Pleural Mesothelioma: American Society of Clinical Oncology Clinical Practice Guideline. J

Clin Oncol.2018, 36 (13): 1343-1373.

51. Sugarbaker DJ, Richards WG, Bueno R. Extrapleural pneumonectomy in the treatment of epithelioid malignant pleural mesothelioma: novel prognostic implications of combined N1 and N2 nodal involvement based on experience in 529 patients.Ann Surg 2014, 260: 577-580.

52. Treasure T, Lang-Lazdunski L, Waller D, et al.Extrapleural pneumonectomy versus no extra-pleural pneumonectomy for patients with malignant pleural mesothelioma: clinical outcomes of the Mesothelioma and Radical Surgery (MARS) randomised feasibility study. Lancet Oncol 2011, 12: 763-772.

53. Lim E, Darlison L, Edwards J, et al.Mesothelioma and Radical Surgery 2 (MARS 2): protocol for a multicentre randomised trial comparing (extended) pleurectomy decortication versus no (extended) pleurectomy decortication for patients with malignant pleural mesothelioma. BMJ Open 2020, 10 (9): e038892.

54. Rice D, Rusch V, Pass H, et al.International Association for the Study of Lung Cancer International Staging

Committee and the International Mesothelioma Interest Group.Recommendations for uniform definitions of surgical techniques for malignant pleural mesothelioma: a consensus report of the international association for the study of lung cancer international staging committee and the international mesothelioma interest group. J Thorac Oncol.2011, 6 (8): 1304-1312.

55.Waller DA, Morritt GN, Forty J.Video-assisted thoracoscopic pleurectomy in the management of malignant pleural effusion.Chest 1995; 107 (5): 1454—1456.

56. Halstead JC, Lim E, Venkateswaran RM, et al. Improved survival with VATS pleurectomy-decortication in advanced malignant mesothelioma. Eur J Surg Oncol 2005; 31 (3): 314—320.

57.Nakas A, Martin Ucar AE, Edwards JG, et al.The role of video assisted thoracoscopic pleurectomy/decortication in the therapeutic management of malignant pleural mesothelioma.Eur J Cardiothorac Surg.2008, 33 (1): 83-88.

58.Rintoul RC, Ritchie AJ, Edwards JG, et al.MesoVATS

Collaborators.Efficacy and cost of video-assisted thoracoscopic partial pleurectomy versus talc pleurodesis in patients with malignant pleural mesothelioma (MesoVATS): an open-label, randomised, controlled trial. Lancet.2014, 384 (9948): 1118-1127.

59. Lee DS, Carollo A, Alpert N, et al.VATS Pleurectomy Decortication Is a Reasonable Alternative for Higher Risk Patients in the Management of Malignant Pleural Mesothelioma: An Analysis of Short-Term Outcomes. Cancers (Basel).2021, 13 (5): 1068.

60. Lange P, Mortensen J, Groth S.Lung function 22-35 years after treatment of idiopathic spontaneous pneumothorax with talc poudrage or simple drainage. Thorax.1988, 43 (7): 559-561.

61. 中国抗癌协会, 中国抗癌协会大肠癌专业委员会.中国恶性肿瘤整合诊治指南-结肠癌部分.中华结直肠疾病电子杂志, 2022, 11 (1): 1-12.

62. 王锡山.经自然腔道取标本手术学-第4版.北京: 人民卫生出版社, 2022.

63. 魏东.腹腔镜结直肠手术图谱.北京: 中国科学技术

出版社，2020.

64. 中华医学会外科学分会腹腔镜与内镜外科学组，中华医学会外科学分会结直肠外科学组，中国医师协会外科医师分会结直肠外科医师委员会，等.腹腔镜结直肠癌根治术操作指南（2018版）.中华消化外科杂志，2018，17（09）：877-885.

65. 中华医学会外科学分会腹腔镜与内镜外科学组，中华医学会外科学分会结直肠外科学组，中国医师协会外科医师分会结直肠外科医师委员会，等.腹腔镜结直肠癌根治术操作指南（2018版）.中华消化外科杂志，2018，17（9）：877-885.

66. 王锡山.经自然腔道取标本手术学-第4版.北京：人民卫生出版社，2022.

67. 中国医师协会内镜医师分会腹腔镜外科专业委员会，中国医师协会结直肠肿瘤专业委员会腹腔镜专业委员会，中华医学会外科学分会结直肠外科学组.中国直肠癌侧方淋巴结转移诊疗专家共识（2019版）.中华胃肠外科杂志，2019，22（10）：901-912.

68. 冯波，周乐其.右半结肠癌D3淋巴结清扫范围及入路选择.中国实用外科杂志，2020，40（3）：274-278.

69. 冯波，张森，严夏霖，等.腹腔镜直肠前间隙的解剖分离技巧.中华消化外科杂志，2017，16（7）：691-694.

70. 林谋斌，尹路，陈桂明，等.吻合器法改进回肠储袋肛管吻合术22.中华胃肠外科杂志，2006，9（6）：542-543.

71. He JJ, Sun FF, Xiao Q, et al.Laparoscopic ileocecal-sparing right hemicolectomy（LISH）for cancers of the hepatic flexure or proximal transverse colon：a video vignette.Tech Coloproctol 2021；25：891-892.

72. Fernando ED, Deen KI.Consideration of the blood supply of the ileocecal segment in valve preserving right hemicolectomy.Clin Anat 2009，22：712-715.

73. 经肛微创手术 TAMIS 和经肛全直肠系膜切除术 taTME.编者：（美）萨姆·阿塔拉.译者：丁克峰//张忠涛//王锡山.辽宁科学技术出版社，2021年.

74. Guan X, Hu X, Jiang Z, et al.Short-term and oncological outcomes of natural orifice specimen extraction surgery（NOSES）for colorectal cancer in China：a national database study of 5055 patients. Sci Bull（Bei-

jing）.2022；67（13）：1331-1334.

75. 楼征，张卫.超低位直肠癌适形保肛手术之经肛适形切除术.中华胃肠外科杂志，2018，21（3）：246-249.

76. G Sun，Z Lou，H Zhang，et al.Retrospective study of the functional and oncological outcomes of conformal sphincter preservation operation in the treatment of very low rectal cancer.Tech Coloproctol.2020；24（10）：1025-1034.

77. 张卫.极低位直肠癌经括约肌间切除保肛手术的再认识.中华胃肠外科杂志，2022，25（6）：487-492.

78. 古朝阳，王自强，邓祥兵.低位直肠癌手术中直肠系膜周围解剖与操作平面要点.中国实用外科杂志，2017（06）：686-691.

79. Piozzi GN，Baek SJ，Kwak JM，et al.Anus-Preserving Surgery in Advanced Low-Lying Rectal Cancer：A Perspective on Oncological Safety of Intersphincteric Resection.Cancers（Basel）.2021，13（19）：4793.

80. 邓祥兵，张豪，王自强.盆内筋膜与盆内脏血管神经关系的研究进展及侧方淋巴结清扫术的技术改良.临床外科杂志，2020，28（05）：407-411.

81. Nagasaki T，Mise Y，Honma S，et al.Simultaneous laparoscopic left hemicolectomy and spleen-preserving distal pancreatectomy for descending colon cancer with pancreatic invasion. Asian J Endosc Surg. 2019.12（3）：334-336.

82. 【日】山口俊晴，【日】上野雅资，武爱文，吴永有. 癌症标准手术图解：结直肠癌.北京：北京科学技术出版社，2020.

83. Chen TC，Liang JT.Laparoscopic En Bloc Resection of T4 Colon Cancer Invading the Spleen and Pancreatic Tail.Dis Colon Rectum.2016.59（6）：581-582.

84. Yang K，Cai L，Yao L，et al.Laparoscopic total pelvic exenteration for pelvic malignancies: the technique and short-time outcome of 11 cases. World J Surg Oncol.2015；13：301.

85. Sun Y，Yang HJ，Zhang ZC，et al.Fascial space priority approach for laparoscopic supralevator posterior pelvic exenteration with nerve sparing：anatomy and technique.

86. 刘荣.结直肠癌肝转移腹腔镜/机器人同期联合切除技

术指南（2017修订）.中华腔镜外科杂志（电子版），2017，10（06）：324-326.

87. 朱德祥，任黎，许剑民.中国结直肠癌肝转移诊断和综合治疗指南（V 2020）.中华结直肠疾病电子杂志，2021，10（01）：2-25.

88. Kitano S，Iso Y，Moriyama M，et al.Laparoscopy-assisted Billroth I gastrectomy.Surg Laparosc Endosc.1994，4（2）：146-148.

89. Goh PM，Khan AZ，So JB，et al.Early experience with laparoscopic radical gastrectomy for advanced gastric cancer.Surg Laparosc Endosc Percutan Tech.2001，11（2）：83-87.

90. 柯重伟，郑成竹，仇明等.61例腹腔镜胃手术的经验总结.外科理论与实践.1999，4（3）：138-140.

91. Chau CH，Siu WT，Li MKW.Hand-assisted D2 subtotal gastrectomy for carcinoma of stomach.Surg Laparosc Endosc Percutan Tech.2002，12（4）：268-272.

92. 陈凛，李荣，田文等.腹腔镜下胃癌根治术三例.中华胃肠外科杂志.2004，7（3）：175-176.

93. Kim HH，Han SU，Kim MC，et al.Effect of laparoscop-

ic distal gastrectomy vs open distal gastrectomy on long-term survival among patients with stage I gastric cancer: The KLASS-01 randomized clinical trial. JAMA Oncol.2019, 5(4): 506-513.

94. 余佩武, 钱锋, 郝迎学, 等.腹腔镜胃癌根治术726例的疗效分析.中华消化外科杂志.2011, 10(1): 44-47.

95. 黄昌明, 林建贤, 郑朝辉, 等.腹腔镜辅助胃癌根治术1380例临床疗效分析.中华胃肠外科杂志.2012, 15(12): 1265-1268.

96. Huang C, Liu H, Hu Y, et al.Chinese Laparoscopic Gastrointestinal Surgery Study (CLASS) Group.Laparoscopic vs Open Distal Gastrectomy for Locally Advanced Gastric Cancer: Five-Year Outcomes From the CLASS-01 Randomized Clinical Trial. JAMA Surg.2022, 157(1): 9-17.

97. Yu J, Huang C, Sun Y, et al.Chinese Laparoscopic Gastrointestinal Surgery Study (CLASS) Group. Effect of Laparoscopic vs Open Distal Gastrectomy on 3-Year Disease-Free Survival in Patients With Locally Ad-

vanced Gastric Cancer: The CLASS-01 Randomized Clinical Trial.JAMA.2019, 321 (20): 1983-1992.

98.张珂诚, 王鑫鑫, 卫勃, 等.3D 与 2D 腹腔镜胃癌根治术近期疗效对比研究.中国实用外科杂志.2017, 37 (4): 437-439.

99.中华医学会外科学分会腹腔镜与内镜外科学组, 中国医师协会外科医师分会微创外科医师委员会.3D 腹腔镜手术技术中国专家共识（2019 版）.中国实用外科杂志.2019, 39 (11): 1136-1141.

100.黄华, 玄一.单孔腹腔镜胃癌手术的现状与思考.中华消化外科杂志.2020, 19 (9): 957-960.

101.李杨, 王权, 叶颖江, 等.单孔腹腔镜胃癌根治术的研究进展.中华胃肠外科杂志.2021, 24 (8): 667-671.

102.魏猛, 陈成, 王立梅, 等.吲哚菁绿标记近红外荧光腹腔镜胃癌根治术的应用价值评估.腹腔镜外科杂志.2019, 24 (3): 185-192.

103.Liu FL, Huang CM, Xu ZK, et al.Morbidity and Mortality of Laparoscopic vs Open Total Gastrectomy for Clinical Stage I Gastric Cancer: The CLASS02 Multicenter Randomized Clinical Trial.JAMA Oncol.2020, 6(10): 1590-1597.

104. Hyung WJ, Yang HK, Park YK, et al. Long-Term Outcomes of Laparoscopic Distal Gastrectomy for Locally Advanced Gastric Cancer: The KLASS-02-RCT Randomized Clinical Trial. J Clin Oncol. 2020, 38(28): 3304-3313.

105. Zhang XT, Liang H, Li ZY, et al. Perioperative or postoperative adjuvant oxaliplatin with S-1 versus adjuvant oxaliplatin with capecitabine in patients with locally advanced gastric or gastro-oesophageal junction adenocarcinoma undergoing D2 gastrectomy (RESOLVE): an open-label, superiority and non-inferiority, phase 3 randomised controlled trial. Lancet Oncol. 2021, 22(8): 1081-1092.

106. Yang X, Huang C, Suo T, et al.Cytoreductive surgery and hyperthermic intraperitoneal chemotherapy improves survival of patients with peritoneal carcinomatosis from gastric cancer: final results of a phase III randomized clinical trial. Ann Surg Oncol 2011; 18:

1575-1581.

107. 徐志远，杜义安，胡灿，等.十二指肠非离断式前入路胰腺上区淋巴结清扫在腹腔镜胃癌根治术中的可行性分析.中华胃肠外科杂志.2020，23（1）：76-78.

108. 中国医师协会腹腔镜外科医师培训学院，中国抗癌协会胃癌专业委员会中国研究型医院学会，机器人与腹腔镜外科专业委员会，等.中国腹腔镜胃癌根治手术质量控制专家共识（2022版）.中华消化外科杂志.2022，21（05）：573-585.

109. 中华医学会外科学分会腹腔镜与内镜外科学组，中国研究型医院学会机器人与腹腔镜外科专业委员会.腹腔镜胃癌手术操作指南（2016版）.中华消化外科杂志.2016，15（9）：851-857.

110. 中国抗癌协会胃癌专业委员会，徐惠绵，李凯.CACA胃癌整合诊治指南.中国肿瘤临床，2022，49（14）：703-710.

111. 秦新裕，季加孚，郑民华，等.完全腹腔镜胃癌手术消化道重建专家共识及手术操作指南（2018版）.中国实用外科杂志，2018，38（8）：7.

112. 汤宽妮，陈小龙，张维汉，等.远端胃癌根治术Billroth-Ⅰ式与Billroth-Ⅱ式消化道重建术后中长期生活质量比较：基于病例登记数据库的队列研究.中华胃肠外科杂志，2022，25（5）：11.

113. 彭建平.Braun吻合在胃大部切除毕Ⅱ式吻合术中的应用体会.中外医学研究，2014，12（27）：133-134.

114. Ziqiang W，ZhiMin C，Jun C，et al.A modified method of laparoscopic side-to-side esophagojejunal anastomosis：report of 14 cases.Surg Endosc，2008，22（9）：2091-2094.

115. Huang CM，Huang ZN，Zheng CH，et al.An isoperistaltic jejunum-later-cut overlap method for esophagojejunostomy anastomosis after totally laparoscopic total gastrectomy：a safe and feasible technique.Ann Surg Oncol，2017，24（4）：1019-1020.

116. 程向东，徐志远，杜义安，等.食管-胃"程氏Giraffe重建术"在食管胃结合部腺癌近端胃切除后消化道重建患者中应用的初步疗效分析.中华胃肠外科杂志，2020，23（2）：158-162.

117. 徐泽宽，季加孚，梁寒.近端胃切除消化道重建中国专家共识（2020版）.中华胃肠外科杂志，2020，23（2）：101-108.

118. Matsuo K，Huang Y，Matsuzaki S，et al.Minimally Invasive Surgery and Risk of Capsule Rupture for Women With Early-Stage Ovarian Cancer.JAMA ONCOL 2020，6（7）：1110-1113.

119. 中国抗癌协会妇科肿瘤专业委员会：卵巢恶性肿瘤诊断与治疗指南（2021年版）.中国癌症杂志 2021，31（06）：490-500.

120. Kim SI，Cho JH，Seol A，et al.Comparison of survival outcomes between minimally invasive surgery and conventional open surgery for radical hysterectomy as primary treatment in patients with stage IB1-IIA2 cervical cancer.GYNECOL ONCOL 2019，153（1）：3-12.

121. Xue Z，Zhu X，Teng Y.Comparison of Nerve-Sparing Radical Hysterectomy and Radical Hysterectomy：a Systematic Review and Meta-Analysis.CELL PHYSIOL BIOCHEM 2016，38（5）：1841-1850.

122. Van Gent MD，Romijn LM，van Santen KE，et al.

Nerve-sparing radical hysterectomy versus conventional radical hysterectomy in early-stage cervical cancer.A systematic review and meta-analysis of survival and quality of life.MATURITAS 2016，94：30-38.

123. Kietpeerakool C，Aue-Aungkul A，Galaal K，et al. Nerve-sparing radical hysterectomy compared to standard radical hysterectomy for women with early stage cervical cancer（stage Ia2 to IIa）.Cochrane Database Syst Rev 2019，2：D12828.

124. Ma L，Li Q，Guo Y，et al.Laparoscopic nervesparing radical hysterectomy for the treatment of cervical cancer：a meta-analysis of randomized controlled trials. WORLD J SURG ONCOL 2021，19（1）：301.

125. Todo Y，Kuwabara M，Watari H，et al.Urodynamic study on postsurgical bladder function in cervical cancer treated with systematic nerve-sparing radical hysterectomy.INT J GYNECOL CANCER 2006，16（1）：369-375.

126. 中国抗癌协会妇科肿瘤专业委员会：子宫内膜癌诊断与治疗指南（2021年版）.中国癌症杂志 2021，

31（06）：501-512.

127. 中国抗癌协会妇科肿瘤专业委员会：子宫颈癌诊断与治疗指南（2021年版）.中国癌症杂志2021，31（06）：474-489.

128. Fagotti A, Ferrandina G, Fanfani F, et al.A laparoscopy-based score to predict surgical outcome in patients with advanced ovarian carcinoma：a pilot study. ANN SURG ONCOL 2006，13（8）：1156-1161.

129. Fagotti A, Vizzielli G, De Iaco P, et al.A multicentric trial（Olympia-MITO 13）on the accuracy of laparoscopy to assess peritoneal spread in ovarian cancer.AM J OBSTET GYNECOL 2013，209（5）：461-462.

130. Fagotti A, Vizzielli G, Fanfani F, et al.Introduction of staging laparoscopy in the management of advanced epithelial ovarian, tubal and peritoneal cancer：impact on prognosis in a single institution experience.GYNECOL ONCOL 2013，131（2）：341-346.

131. Brun JL, Rouzier R, Uzan S, et al.External validation of a laparoscopic-based score to evaluate resectability of advanced ovarian cancers：clues for a simplified

score.GYNECOL ONCOL 2008, 110 (3): 354-359.

132. Park JY, Bae J, Lim MC, et al.Laparoscopic and laparotomic staging in stage I epithelial ovarian cancer: a comparison of feasibility and safety.INT J GYNECOL CANCER 2008, 18 (6): 1202-1209.

133. Park HJ, Kim DW, Yim GW, et al.Staging laparoscopy for the management of early-stage ovarian cancer: a metaanalysis.AM J OBSTET GYNECOL 2013, 209 (1): 51-58.

134. Gallotta V, Jeong SY, Conte C, et al.Minimally invasive surgical staging for early stage ovarian cancer: A long-term follow up.Eur J Surg Oncol 2021, 47 (7): 1698-1704.

135. Hu J, Zhu LR, Liang ZQ, et al.Clinical outcomes of fertility-sparing treatments in young patients with epithelial ovarian carcinoma.J Zhejiang Univ Sci B 2011, 12 (10): 787-795.

136. Brown KL, Barnett JC, Leath CR.Laparoscopic staging of ovarian immature teratomas: a report on three cases.MIL MED 2015, 180 (3): e365-e368.

137. Leblanc E, Querleu D, Narducci F, et al. Laparoscopic restaging of early stage invasive adnexal tumors: a 10-year experience. GYNECOL ONCOL 2004, 94 (3): 624-629.

138. Peiretti M, Candotti G, Fais ML, er al. Comparison between laparoscopy and laparotomy in the surgical restaging of granulosa cell tumors of the ovary. GYNECOL ONCOL 2020, 157 (1): 85-88.

139. Nezhat FR, DeNoble SM, Liu CS, et al. The safety and efficacy of laparoscopic surgical staging and debulking of apparent advanced stage ovarian, fallopian tube, and primary peritoneal cancers. JSLS 2010, 14 (2): 155-168.

140. Fanning J, Yacoub E, Hojat R. Laparoscopic-assisted cytoreduction for primary advanced ovarian cancer: success, morbidity and survival. GYNECOL ONCOL 2011, 123 (1): 47-49.

141. Vergote I, Trope CG, Amant F, et al. Neoadjuvant chemotherapy or primary surgery in stage IIIC or IV ovarian cancer. N Engl J Med 2010, 363 (10): 943-

953.

142. Kehoe S, Hook J, Nankivell M, et al.Primary chemotherapy versus primary surgery for newly diagnosed advanced ovarian cancer (CHORUS): an open-label, randomised, controlled, non-inferiority trial. LANCET 2015, 386 (9990): 249-257.

143. Brown J, Drury L, Crane EK, et al. When Less Is More: Minimally Invasive Surgery Compared with Laparotomy for Interval Debulking After Neoadjuvant Chemotherapy in Women with Advanced Ovarian Cancer.J Minim Invasive Gynecol 2019, 26 (5): 902-909.

144. Pomel C, Akladios C, Lambaudie E, et al. Laparoscopic management of advanced epithelial ovarian cancer after neoadjuvant chemotherapy: a phase II prospective multicenter non-randomized trial (the CILOVE study) .INT J GYNECOL CANCER 2021, 31 (12): 1572-1578.

145. Shi T, Zhu J, Feng Y, et al.Secondary cytoreduction followed by chemotherapy versus chemotherapy alone in platinum-sensitive relapsed ovarian cancer (SOC-1):

a multicentre, open-label, randomised, phase 3 trial. LANCET ONCOL 2021, 22 (4): 439-449.

146. Uccella S, Franchi MP, Cianci S, et al.Laparotomy vs.minimally invasive surgery for ovarian cancer recurrence: a systematic review.Gland Surg 2020, 9 (4): 1130-1139.

147. Husain A, Chi DS, Prasad M, et al.The role of laparoscopy in second-look evaluations for ovarian cancer. GYNECOL ONCOL 2001, 80 (1): 44-47.

148. Abreu AL, Gill IS, Desai MM.Zero-ischaemia robotic partial nephrectomy (RPN) for hilar tumours.BJU Int, 2011, 108 (6 Pt 2): 948-954.

149. 邢念增, 王明帅, 牛亦农, 等.腹腔镜巨大肾癌根治切除加下腔静脉Ⅱ级瘤栓取出术一例.中华医学杂志.2012, 92 (36): 2591-2592.

150. Mingshuai Wang, Hao Ping, Yinong Niu, et al.Int Braz J Urol.?2014 Mar-Apr; 40 (2): 266-273.

151. Gettman MT, Blute ML, Chow GK, et al.Robotic assisted laparoscopic partial nephrectomy: technique and initial clinical experience with DaVinci robotic sys-

tem.Urology, 2004, 64: 914-918.

152. 邢念增, 平浩, 宋黎明, 等.顺蠕动双输入襻原位回肠新膀胱术10例临床分析.中华泌尿外科杂志, 2014, 35 (3): 239-240.

153. 邢念增, 宋黎明, 牛亦农, 等; 一种新的输尿管肠管吻合方法及其在尿流改道中的应用; 中华医学杂志.2012, 92 (2): 114-116.

154. Kunath F, Schmidt S, Krabbe LM, er al.Partial nephrectomy versus radical nephrectomy for clinical localised renal masses.Cochrane Database Syst Rev.2017 May 9; 5 (5): CD012045.

155. 孟旭辉, 魏勇, 沈露明, 等.单一术者经脐单孔腹腔镜肾根治性切除术学习曲线分析及疗效分析.临床泌尿外科杂志, 2022, 37 (1): 25-28+33.

156. 徐辉, 邹晓峰, 张国玺, 等.经阴道混合自然腔道内镜肾切除术（附光盘）.现代泌尿外科杂志, 2020, 25 (5): 376-379.

157. Qinxin Zhao, Dongdong Han, Feiya Yang, et al. Transvaginal natural orifce specimen extraction surgery (NOSES) in 3D laparoscopic partial or radical ne-

phrectomy: a preliminary study. BMC Urol (2021) 21: 123.

158. Lane BR, Tiong HY, Campbell SC, et al. Management of the adrenal gland during partial nephrectomy. J Urol. 2009, 181 (6): 2430-2436; discussion 2436-2437.

159. Gershman B, Thompson RH, Boorjian SA, et al. Radical Nephrectomy with or without Lymph Node Dissection for High Risk Nonmetastatic Renal Cell Carcinoma: A Multi-Institutional Analysis. J Urol. 2018, 199 (5): 1143-1148.

160. Ghoreifi A. Djaladat H. Surgical Tips for Inferior Vena Cava Thrombectomy. Curr Urol Rep. 2020, 21 (12): 51.

161. 王杭, 王国民, 郭剑明, 等. 肾部分切除术后迟发性出血原因分析及防治. 中华泌尿外科杂志, 2010, 31 (9): 585-587.

162. Massouh Skorin R, Mahfouz A, Escovar la Riva P. Systematic review on active treatment for urinary fistula after partial nephrectomy. Actas Urol Esp (Engl

Ed).2022,46(7):387-396.

163. 黄健.根治性膀胱切除术——从开放到腹腔镜到机器人.中华泌尿外科杂志,2017,38(8):564-567.

164. 王帅,郑玮,祁小龙,等.机器人辅助根治性膀胱切除及Bricker术中体内与体外尿流改道的疗效和并发症比较.中华泌尿外科杂志,2022,43(2):101-106.

165. 王文宽,王明帅,宋黎明,等.腹腔镜根治性膀胱切除术体内与体外原位回肠新膀胱术的临床疗效比较.中华泌尿外科杂志,2018,39(7):500-504

166. 廖晓星,邢念增,乔鹏,等."三明治"法尿道重建技术改善腹腔镜下根治性前列腺切除术后早期尿控的效果.北京大学学报(医学版),2015,47(4):601-604.

167. 乔鹏,邢念增.经腹膜外腹腔镜前列腺癌根治术治疗高危前列腺癌的临床研究(附49例报告).中国内镜杂志,2016,22(2):87-90.

168. 宋刚.前列腺癌精准诊断与治疗.北京:人民卫生出版社,2019.